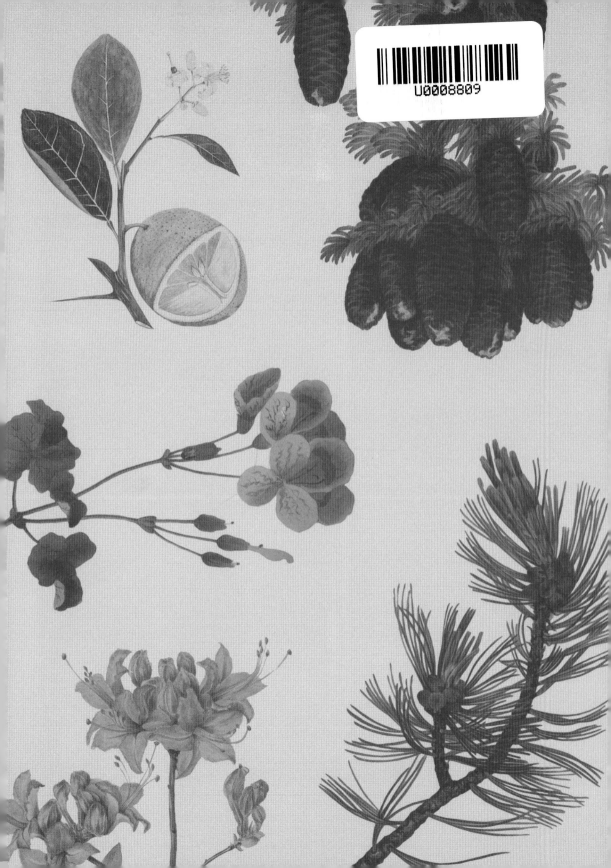

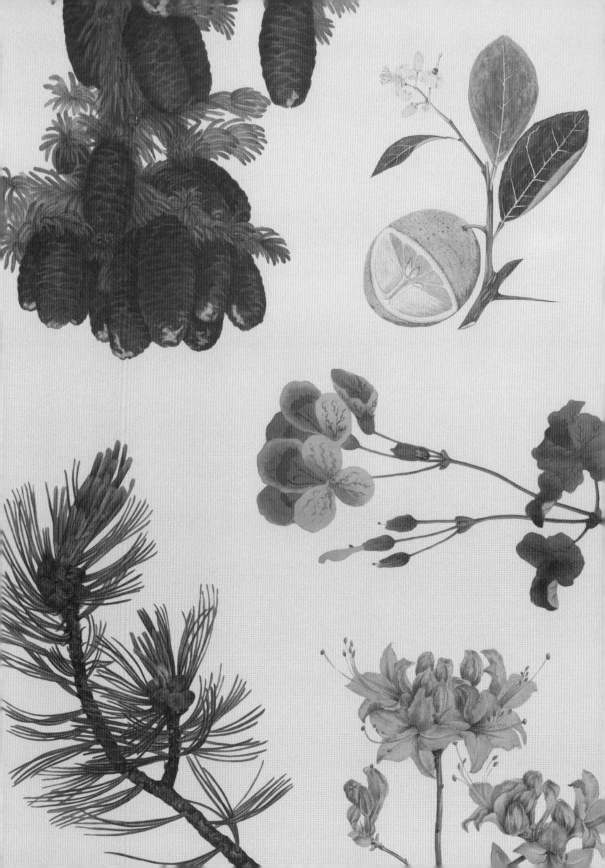

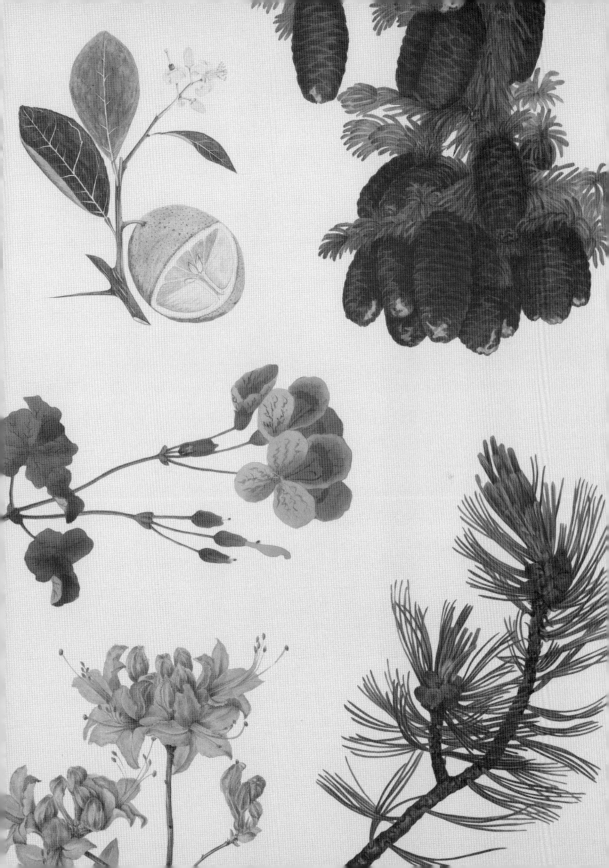

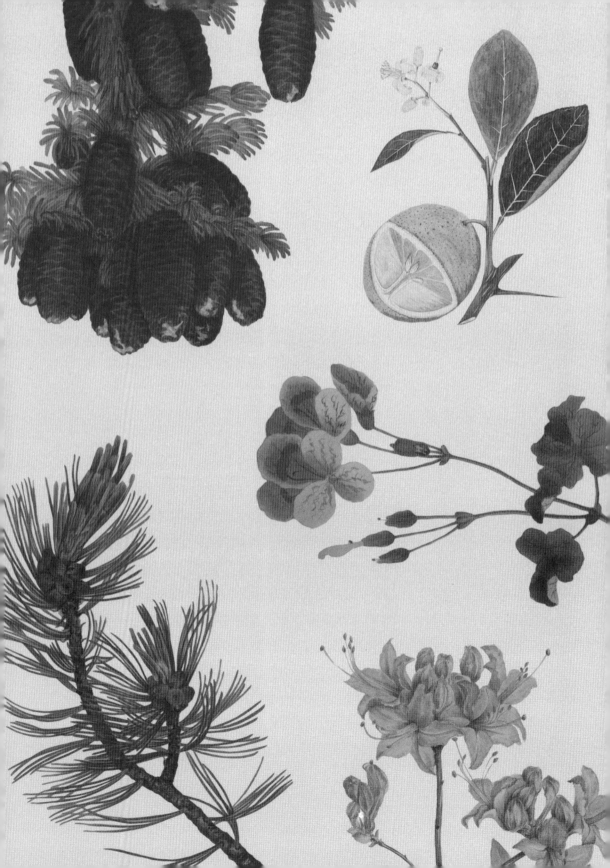

找回
阿茲海默的
嗅覺記憶

著──

尚－皮耶·威廉
Jean-Pierre Willem

譯──莫菲

Alzheimer et odorat

quand les arômes restaurent la mémoire

找回
阿茲海默的嗅覺記憶

以芳療精油、天然飲食，重啟患者的多重認知與
情緒力，法國自然派醫師從神經生物、心理學與
腦科學面向，揭開阿茲海默的嗅覺之謎

Alzheimer et odorat

quand les arômes restaurent la mémoire

目　次

前言

　　如同其他的已開發國家，阿茲海默症是法國面臨的主要公共衛生問題之一。在法國，約 1 百萬患者經常被引用的資料中，據估計，法國每年有近 25 萬的新病例。隨著人口高齡化，這些數目將在 21 世紀的期間增加。

　　這些令人印象深刻的數字，讓人想到阿茲海默症及其相關疾病對法國人民的影響，然而人類卻越活越老。可這個發現是否就意味著這些疾病是無法避免的？

　　在這些情況下，我們之中的大多數人都害怕老去就不足為奇了，因為我們將衰老與這些威脅連結在一起：失去記憶力、理智，並且時常喪失尊嚴。

　　除此之外，這種疾病在最初是相當潛伏的。

　　許多人在 50 多歲後，都有不再令他們滿意的記憶力：他們想不起專有名詞、忘了眼鏡放哪裡、忘了答應要打的電話。對我們大多數人來說，這些症狀在現在與未來都稀鬆平常，並不嚴重。對少數人來說，這些異常伴隨著其他更令人擔憂的變化：時間概念變得模糊，空間變得陌生，再也認不出他所熟悉的環境，經過一段時間

後，日常生活的動作變得困難。

走過漫長且曲折的道路後，判決出爐：這是阿茲海默症。認知功能的受損逐漸改變了患者的行為。人際關係的惡化，是患者及其家人產生誤解和痛苦的根源。為了瞭解並採取適合的行動，相關資訊是非常需要的。

然而這些數字並未說明，該疾病會造成好幾年的痛苦與生活困難，也會對親近的人產生影響。

◆ 阿茲海默症是一種由大腦變化引起的疾病。因此它是一種大腦疾病，但它遠不僅止如此。

◆ 這是一種個人疾病，會透過損壞人的智力功能及情感，進而改變他們的心理功能。

◆ 這也是一種家庭疾病，因為您的親近之人變得與過去不同，與您的關係也發生改變。很快地，家人或多或少都沉浸在把這個人留在家中，儘管這是他們所想要的，所造成的多重問題裡。疾病的後果帶給家庭生理兼心理的負擔，是壓力、焦慮與憂鬱的來源。

最後，這是一種社會疾病，且與年齡有關。它的頻率只會隨著平均壽命的延長以及人口高齡化而增加，進而導致社會問題，遠超過疾病純粹的醫療範疇。

目前，阿茲海默症是工業大國最常見的失智症形式，也是繼心血管疾病及癌症之後主要的死亡原因之一，因此該領域的研究特別激烈，也就不足為奇。

令人詫異的是，大多數專家會擁護一些理論，一種唯一且相同的看法，他們以此作為整個職業生涯的根基。這些意見領袖無法容

忍任何有可能質疑他們理論的解釋，以至於 2015 年春天，在瑞士日報《新蘇黎世報》一篇名為〈阿茲海默症：研究人員是否走錯路了？〉（*Alzheimer : les chercheurs font-ils fausse route ?*）的文章中甚至提及一個由阿茲海默症專家組成的「黑手黨」，他們以「阻止其他作法」的方式來引導研究領域的整體走向。

阿茲海默症，一種「社會構成」！

　　書店裡充斥著一堆關於失智症的書籍，裡頭能找到克服這種可怕疾病的方式都一樣：消除環境中的污染物並填補所缺營養，尤其是在走到生命盡頭之時。毫無新意，因為這種方法適用於所有疾病。

　　某些作者推測出發炎反應的線索，一個與大腦退化有關，很有希望的新假說。其他作者則認為，透過消除風險因子，問題將得到解決。在眾多主張中出現了另一個備受爭議的假說：巴黎喬治・龐畢度歐洲醫院（l'Hôpital européen Georges-Pompidou）老年醫學部負責人奧利維・聖讓（Olivier Saint-Jean）將阿茲海默症敘述成像是「社會構成」，因而樹立了一群敵人。他的假說採取另一種形式：思考高齡化社會是否真正照顧到認知衰退的人。

　　如今最常見的理論傾向此疾病肇因於 β- 類澱粉蛋白聚集，這是一種主要位於大腦中的蛋白質，當它累積並聚集時就會變得有毒。但由於 β- 類澱粉蛋白只會經年累月在大腦的發炎區域累積，因此解決的方法是「把火熄滅」並且強化突觸。

　　而在 2014 年 6 月，全球最盛大的阿茲海默症會議於哥本哈根舉行，當時約 4,500 位專家作出的結論是：「開發帶來許多希望的新方法，其主要問題在於，研究仍無法確定引發該疾病的分子機制為何。」

如何破解難題？

因此，我們要找的是有可能開發出藥物的分子機制。阿茲海默症就像一個由切碎的片段組成的拼圖。尋找活性分子的專家，並沒有將這些不同的部分擺在一起，而是花時間分析、分散掉他們以為帶有希望的拼圖片段。如此進行下去，拼圖仍舊是場耐力賽。若繼續走這一條途徑，問題依然無法解決。

然而，神經學家戴爾‧布雷德森（Dale Bredesen）在這條途徑上面轉向了，他始終相信，借助密集的規劃，我們得以恢復衰退的認知功能。布雷德森教授有預感，只集中於單獨一項活性分子的研究是錯誤的，他解釋道：「現有的阿茲海默症藥物總是只關注到某一方面，可阿茲海默症複雜多了。」

為了說明他的理論，他用了一個比喻：「設想一下，你的屋頂上有 36 個洞，而你的藥物可以去修補其中一個洞——在這種情況下，藥物變得有效，把一個洞堵得很好，可是還有 35 個洞會讓雨水經過，房子內部的情況其實沒有改變。」布雷德森的假設認為多重因素造成的阿茲海默症，至少由 36 種風險因子引起，有一套醫學檢測可以證明這些因子。

因此，他將患者歸為三類：有發炎反應的存在的「發炎型」、缺乏荷爾蒙或維生素的「萎縮型」，或是含有毒物質的「有毒型」。根據這些數據，電腦程試會建立個人化的治療流程。

菲利普‧阿穆耶爾（Philippe Amouyel）教授評論道：「布雷德森教授替剛出現認知能力下降的患者提供極具攻勢的介入措施，我們不太清楚他們是否確實患有阿茲海默症，而且沒有對照組。這些結果表示，改變與健康相關的生活模式可以延遲症狀的發作或惡化，但我們現階段不能再說得更多。」

此外，考量到這個市場預期能蓬勃發展（每年 5,500 歐元），這種治療方法應該被終身遵循。

重新質問自己

當你發現自己陷入僵局時，唯一可行的解決辦法是徹底改變途徑，將過時的教條完全擺到一邊，同時從新角度考慮所有的科學事實，包括求助於古人類學。

否則，以這樣的作法不可能獲得真正激勵人心的結果。我們對於現代化以及思考改善生活模式的品味，促使我們按照市場定律而非自己的物種定律來生活。一點一點地，我們與基因紮根在我們身上的需求漸行漸遠。

如今的缺陷，與我們生命中所有根本且重要的部分有關，而我們的海馬迴很少只受到單一缺陷的損害。

往系統模式邁進

支配阿茲海默症發展的「最少量定律」與「複雜的惡性循環」向我們呈現 ── 在生物學方面 ── 選擇系統性的手段是必要的，如同希波克拉底在 2,400 年前提倡過的那樣。當談到解開阿茲海默症的謎團時，似乎我們只考慮了一條途徑：一種能阻止這個疾病的藥物。無論解釋為何，只要誰將可以開發出這個奇蹟之藥，我們就只能說他是對的。可是要等多久的時間呢？我們忘了考慮一項「建立在針對問題的系統性作法基礎之上、非藥物」的解決方法。

系統性意味著整體中的一個系統，而這個系統難道不可能像嗅覺系統那樣，是一個決定性的器官嗎？

嗅覺系統，上天恩賜的感官！

令我們遺憾的是，醫生並沒有仔細研究患有認知障礙與其他行為障礙的患者所呈現的不同臨床症狀。最早且無所不在的症狀之一，是五種感官中最複雜的嗅覺被改變。

積極支持這項研究，仍然是預防並治療這種可怕的疾病上，我們能夠取得明顯進展的關鍵之一。

阿茲海默症預防政策的發展，將是未來幾年的主要挑戰。為此有必要熟知此疾病並加以控制，可望延緩衰老以及因阿茲海默症產生的相關認知能力下降之因素。這包含了在一般群眾中進行的臨床試驗，其中一些試驗已證明此舉大有希望，無論在英國、德國、日本、中國或法國，尤其是在老人長照機構（為無法自理的年長者提供的住宿設施），那裡的患者最終無可避免的結局，是被安寧緩和治療所伴隨，如同植物一般。

像這樣的一本書，直接表露出淡漠海洋中現已裂開的缺口，直到目前為止，海洋淹沒了那些因衰老而無法自理的人，而他們理應在平靜之中，實現漫長道路的泰然以及⋯⋯再多過幾年另一種生活的幸福。

> 「如果某人渴望健康，得問問他是否準備好消除造成疾病
> 的原因。」 ——希波克拉底（西元前 460~377 年）

阿茲海默症對高齡人士來說，不再是一種宿命。這個發現，也許能讓很多人在不失去任何心理健康的情況下，享受他們的晚年生活！為此，透過運用生機飲食、以生食為主並使用精油恢復嗅覺。嗅覺感官與大腦邊緣系統相連，邊緣系統包含了海馬迴與杏仁核，

它們是記憶和情感的關鍵。運用這些方式就足矣。如同希波克拉底激勵我們的談話那樣，準備好去重新質問並改變我們的生活模式吧。

第1章

疾病解密

　　某些發現是出於偶然或直覺，但最常見的是透過觀察。一項單獨的臨床症狀可能就夠了，只要它也有反覆發生在一群抱怨自己有認知障礙的長者身上。具有這項特定或特殊病徵的症狀，就是嗅覺障礙。只要靠它，就可以引導診斷的方向。

我什麼都聞不到了！

　　在阿茲海默症豐富的症狀學裡，有一個特點應該被指出來引導研究人員的研究方向，那就是「嗅覺喪失」這個臨床症狀。事實上，95％受阿茲海默症所苦的患者會失去嗅覺。

　　他們再也聞不到大自然、親近的人、香水的味道，也再無法品嚐一道菜的味道；不可否認，任何嗅覺缺陷都會影響生活品質。對於觀察入微的臨床醫生來說，失去嗅覺被認為發生在疾病的早期階段。味覺與嗅覺是在老年人身上會惡化的化學感知。然而，這些感覺器官的缺陷常常難被評估，因為我們使用的大部份測試，除了需要感覺與感知能力以外，還需要認知能力與注意力。然而隨著年紀

增長，甚至在沒有失智症的情況下，這些能力也會傾向衰退。

在認知能力降低裡，最顯著的尤其是氣味刺激的記憶力下降。嗅覺系統的這種表現喪失，被發現會在阿茲海默症裡引發一連串貶損的效果。

許多研究證明，帶有阿茲海默症遺傳風險或中度認知障礙的患者，其出現的嗅覺變化明顯大於健康受試者。以在日本進行的一項研究顯示為例，當患者出現與遺傳風險相關的嗅覺喪失，之後發展成阿茲海默症的可能性會高出 5 倍。

阿茲海默症的這種特殊嗅覺系統受損，以及其與大腦邊緣系統結構的連結，加上嗅覺記憶的強大情感力量，在這種疾病中都構成了導向嗅覺障礙影響方面的論點。

古人類學的運用

當我們研究「系統發生」，也就是人類演化史時，瞭解到我們的祖先經歷過兩個偉大的時期：前面是由嗅覺系統主導的生食時期，接著在發現火之後，演變為由味覺系統主導的烹煮時期。

隨著演化過程，每一個生物物種，尤其是智人，面臨具侵略性的鄰居時，都會發展出防禦機制。這些由基因決定的機制，是共享同一棲地的物種所特有的：為了生存而去適應環境或敵對的鄰居。我們的祖先就是這樣運用到他們的嗅覺系統（嗅覺與嗅覺粘膜），這是他們的「指南針」以及維持生存與適應的本能。

第一時期：生食時期

在最初的人類歷史中，他們和動物一樣吃生食，目的在確保最

重要的東西，也就是為生存、繁殖與適應所做的鬥爭。而生食屬於嗅覺系統的範疇。如同對阿茲海默症機制感興趣的菲利克斯·亞佛詠（Felix Affoyon）博士所說：「這可能並非巧合，在演化過程裡，保有與嗅覺系統聯繫的大腦皮質區域，在系統發生上屬古老區域。像是大腦邊緣系統的海馬迴，我們知道它在記憶獲取、學習、行為的情緒方面發揮重要作用，杏仁核則涉及情緒、情感的學習。然而在罹患阿茲海默症期間，正是這些大腦區域會遭受到影響。」

第二時期：火與烹煮時期

由於被我們細胞辨識為具侵略性與外來性，稱為抗原的物質入侵到體內，適應逐漸走到極限。對某些古人類學家來說，大約 2 萬年前（即新石器時代，它對應到從狩獵－採集－漁民的捕食階段，一路到食品生產者階段的這段過渡時期），尤其隨著烹煮方式的出現，到達了這個適應極限。

實際上，幾千年來在高溫烹煮帶來的外來分子反覆進攻下，身為危險存在時首要的警覺感官——嗅覺系統——已遭受重大的基因突變，雖然緩慢，卻必定會讓人們生存、繁殖和適應的原始本能變質。

亞佛詠博士指出，「如果今日，人不能再像很久以前那樣信賴他的嗅覺，藉以排除有毒食物與外來分子，那是因為他偶然間發現透過烹煮、加工與保存食物的方法，改變了事物的運行。在演化過程中，食物已開發出味覺感官，逐漸將嗅覺感官降級成殘留狀態。」

對人類而言，烹煮是透過消除氣味使風味激增且產生新味道，不幸的是，它不一定能抵消掉食物內的整個毒素彈藥庫。情況正好相反。在透過氣味的過濾器之後，只要食物被煮熟（被添加藥物

及其他異源物），就得面臨第二個過濾器，即腸道免疫屏障。在那裡，抗原呈現細胞維持警戒，是為了要偵測所有的外來分子並將其中和。

因此，我們瞭解阿茲海默症是為了要去適應，在相較於原始環境，無從預測且高度轉變的環境之下，放棄生食的後果，而因應原始環境失去作用的嗅覺與邊緣系統變得無效。

這就是為什麼，幾千年來，熟食的出現引起了酵素抑制作用（不再透過嗅覺，而是藉由味覺來判斷氣味），導致嗅覺系統退化且功能逐漸削弱，以及嗅覺、海馬迴及邊緣系統等生理功能的抑制。

為了恢復嗅覺功能，我們得翻轉這個趨勢。我們可以透過消除最大量的外來分子，尤其是重新發現生機飲食的好處，來達到這個目的。這種飲食方式可保存大腦的完整性。我們有兩種作法得以讓嗅覺系統恢復。

重回生機飲食

吃生食是對現今飲食偏差的一種回應，是一種調和快樂與健康的養生營養模式。生活在這個星球上的所有動物都只吃生食，而人類是唯一會烹煮食物的動物。

人類也是唯一患有退化性疾病的物種：他們與共享我們生態系統的家畜，有著共同的命運。

甘地說過：「為了擺脫疾病，有必要取消使用火來準備飯菜」。

如今，無論是營養專家、健康專家或一般大眾，都越漸意識到以蔬菜為主、少加工、具有有機或生物動力品質，還有在地生產的飲食，它們的優點與適切性。然而，有些約束仍然存在，這些約束尤其是由在農業食品工業、農用化學品及密集化動物生產中擁有勢

力的參與者所造成的。

支配及構成生機飲食概念的原則與食物，越來越融入我們的生活方式。它們在超市貨架或專賣店中，也佔據越來越大的位置。

在生機飲食的原則中，它所追求的目標是：提供身體一些盡可能接近其自然狀態，且容易被身體所吸收的高營養密度食物。

因此，這些食物必須要是蔬菜，主要是生的與有機的。在無數選擇中，有的佔有重要位置，像是發芽的種籽、淡水微藻、海藻、新鮮萃取的蔬果汁或草藥汁（如小麥草汁、由嫩芽或水果製成的綠色汁液），以及油性種子、新鮮蔬菜、當季蔬菜與在地生產的蔬菜。

葉綠素實驗室

生機食物，主要是富含葉綠素的食物，因此也含有酵素與氧氣，代表最純粹、最原始及最濃縮的營養元素來源。從色素最深的開始，淡水微藻、嫩芽、發芽的種子以及蔬菜與水果，都在這個食物類別裡。

離太陽的能量越近，食物的營養價值就越高。

葉綠素是多數植物特有的綠色色素。它是生命週期的主要媒介，因為它參與光合作用。沒有葉綠素，地球上就沒有生命、植物、動物與人類。

換句話說，身處食物鏈末端的人類，其與地球的健康在本質上相互有關。從土壤上到盤子裡，所有階段都重要。生機飲食的根本秘訣，恰好是在針對我們所攝之食的一種綜合或全面作法。

當然，完全吃生食是不可能的。一些生的食物不好消化，通過烹煮會變得好消化或是可口（例如馬鈴薯、豆類、穀類等）。因此我們建議吃「七成的生食」與「三成的熟食」。

生食是「有生命力」的食物，熟食則毫無生命力。因此，要擁

有健康又適合我們身體的飲食，吃生食吧。

　　所有維生素都處在它們的「天然外衣」中，我們的身體很容易辨認並代謝這些天然外衣。生食細胞的膠體狀態是生物特有的；但變成熟食後的細胞，其絮凝狀態則會破壞掉這件天然外衣。

用精油刺激嗅覺

　　阿茲海默症是嗅覺芳香療法裡的一個重要研究領域。許多研究也說明了精油對其在病理上的益處。因此在日本，研究人員觀察到，在晨間擴散迷迭香和檸檬精油，以及晚間所使用的薰衣草及橙花精油，在協同作用下，能於 28 天後恢復嗅覺系統。患者恢復了定向感與表達抽像想法的能力。

　　在法國，第一項大規模的研究已在 3 家公立援助醫院展開，目的在測量芳香擴散對這些患者的行為與睡眠障礙影響。

精油與神經科學

　　吸入精油會改變我們的大腦活動。有一項研究透過腦電圖，觀察 2 種常見的芳香分子對我們腦波的影響。他們發現一種存在於柳橙、葡萄柚、檸檬與芹菜裡的單環萜烯，會增加右側顳區高 β 波的比例，這反映在壓力與焦慮的狀態加劇上面。在松樹中發現的另一種分子——萜品油烯——會引起更為放鬆的狀態，這一點可經由同一區域腦電波的變化來證明。

　　雖然嗅覺的生理影響也是許多研究的主題（例如血壓、心率、瞳孔擴張），但氣味對我們心理的微妙影響才剛開始被描繪出來。

　　有一些精油專家，在法國加爾舍（Garches）的雷蒙－彭加勒醫院（Raymond-Poincaré）復建部主持研習會。其目標是：經由讓中風

患者聞到日常生活中重建的氣味（餅乾、烤麵包、糖果、草地等）來刺激他們。在我管理的自然醫學與民族醫學自由學院（FLMNE）裡教導嗅覺芳香療法的帕蒂・卡納克（Patty Canac）指出：「氣味與記憶直接相關，多虧香氣，患者可以重新恢復自己的一部分記憶，重新找回一些詞語」。有時，他們以驚人的方式復原。研習會的治療貢獻如此之大，因此它們分佈於十多家醫療中心與老人長照機構，這是替患有阿茲海默症、多發性硬化症及帕金森氏症且無法自理的年長者所提供的住宿設施。

精油在醫療機構的使用

阿茲海默症患者的照護，近年來吸引越來越多醫療機構留意。科爾馬、普瓦捷、瓦朗謝訥等醫院，以及雷恩和昂熱等流動性安寧照護支持團隊（Emasp）或養老院，都運用嗅覺芳香療法作為腫瘤學和老年醫學（與阿茲海默症）的支持性照護。他們用薰衣草促進入睡，用苦橙與橙皮緩解焦慮與煩躁不安，用檸檬開胃，用依蘭、馬告[1]和快樂鼠尾草調整心情，用迷迭香提振活力，用薑跟胡椒薄荷減輕噁心或疼痛……好幾篇研究證明了精油在嗅覺中的具體作用。它們對自主神經系統、中樞神經系統及內分泌系統有影響。它們對患者的狀況有明顯作用。

使用說明

精油的使用方式，會根據習慣與地點而有所不同，例如以浸濕的紗布條放入鼻孔、在手腕或神經叢上輕輕塗抹、吸入棒、安裝在房間或公共部門的擴香設備。史特拉斯堡診所芳香療法大學文憑的

---

1 譯注：又稱山雞椒。

培訓師伊沙貝勒・索諾・拉洛茲（Isabelle Sogno Lalloz）指出：「在醫療環境中，擴散是精油最簡單的使用方式。精油有助於產生良好氣味，並營造出一種有益於員工（醫療人員）、患者與訪客的心理舒適狀態。它也經常被搭配用在具治療性碰觸的輕柔按摩並幫助放鬆。」她為她的病患製作由精油調和的混合物所組成的嗅覺棒。芳療師高興地說道：「精油就像情緒的拐杖，使他們更能應付與疾病有關的壓力、焦慮、噁心。對於其中 17％的人來說，精油甚至能緩解他們的痛苦。」她強調，由於精油在心理－情緒方面的功效，法國在這方面尚居落後的同時，其已在英國的安寧緩和治療中被使用 20 多年。

第 **2** 章
大腦病變及其後果

　　在 1906 年，愛羅斯・阿茲海默（Alois Alzheimer）描述了以他為名的這個疾病。當時關於大腦及其疾病的知識仍不發達，人們對於阿茲海默症的擔憂與現今的我們並不相同。然而在過去的半個世紀裡，研究工作更可理解大腦在正常情況下與疾病進展過程中如何運轉。觀念也同樣在演進，如今被稱作阿茲海默症的疾病，不再完全符合阿茲海默先生的描述。它屬於神經退化性疾病的一類，被定義成一種「有特定腦部病變，具潛伏漸進式進展」的失智症：老年斑塊與神經纖維退化，會干擾神經元的功能並導致其死亡。

　　好長一段時間，只有當病理學家的桌子上有已故患者的大腦時，才能確定診斷出阿茲海默症。藉由對腦組織進行屍檢，可以檢測到這種疾病特有的明顯變化及細微跡象。因此，當阿茲海默先生檢查已故患者的大腦時，他首次發現一些不尋常的特徵（之後被證明是該疾病的典型特徵），這造成一種新疾病的誕生，或更確切地說，這使得與該疾病相關的知識概念誕生。

　　在阿茲海默症中觀察到的大腦退化，與蛋白質物質的過度沉澱有關，這是由 2 種不同的退化過程引起的，這些過程相互增強，導

致神經元的死亡。

蛋白質問題

　　這些病變，是源自作為神經元正常成分的兩種蛋白質──類澱粉蛋白與 Tau 蛋白──其代謝產生了變化。這些蛋白質的聚集體造成神經元死亡，接著產生局部發炎，導致周圍神經迴路變得不規則並且中斷。

　　這些神經毒性現象，主要影響使用乙醯膽鹼作為神經傳導物質的神經細胞。這項觀察將成為「想要穩定疾病進展但最終卻無效的藥物製劑」的開發起點。

肉眼可見的異常

　　由於醫學影像的現代技術，阿茲海默症的病變越來越為人所知。

- ◆ 疾病演進是漸進式的，通常會持續很久的時間。某些神經科醫師認為阿茲海默症歷經 11 個階段，而臨床表現只出現在最後 3 個階段。
- ◆ 觀察到瀰漫性腦萎縮增加，主要在顳葉。同時灰質也受損，這代表神經元與樹突喪失。由軸突組成的白質亦然。
- ◆ 大腦活動減少，特別是在顳葉、前額葉和頂葉的區域。

　　阿茲海默症的病變，不會以同樣的方式影響大腦所有區域。這些病變的出現以及其在大腦中的擴展，是以一定的順序發生。

　　它們幾乎總是出現在位於大腦內側的區域。這些區域因其形狀

與海馬相似，而被稱為海馬迴區域，在記憶與情感生活中扮演重要的角色。

為了能更清楚疾病的進展及症狀，瞭解這些病變的位置，以及它們如何慢慢佔領整個大腦，是很有意思的。

邊緣系統

連接大腦不同腦葉的邊緣系統，從阿茲海默症的早期就受到影響。由於它同時涉及情緒與記憶，因此能在久遠／近期的回憶以及行為反應之間建立起連結。它透過解讀、比較及適應情況來接收並處理訊息。

這個系統細分為許多區。與阿茲海默症最為相關的，是海馬迴與杏仁核。

海馬迴：孕育阿茲海默症的搖籃

海馬迴收集並處理與語言記憶和視覺記憶有關的訊息（語言記憶包含我們讀過、說過或聽過的相關回憶；視覺記憶用於辨識物體、臉孔與地點）。阿茲海默症就是從這個海馬迴區開始的。

海馬迴一定是在數億年前的早期脊椎動物中，就發展出來的部份。它有一項最重要的任務：立刻記住食物在哪裡，或敵人是位於何處伺機而動，並永久記著這些資訊。記不住這些資料的動物，會餓死或被捕食者吃掉！

我們感知到的一切都儲存在海馬迴中，這讓我們得以將其保存在當下這一刻之後的記憶裡。

海馬迴對於地理及時間的記憶能力是一輩子的。相反地，它對於記憶起內容的能力，也就是說所經歷過或所想到的，則短暫侷限在 1 天左右。縱觀我們的演化史，當我們有另一個儲存空間，即我

們位於新皮質中的長期記憶時，海馬迴從來就不需要更多的記憶容量。每一次新的經驗會先到達海馬迴，再被轉移到長期記憶中。這個操作會在深層睡眠的期間被執行。我們的意識的確必須要被停止作用，否則夢與現實會混淆，這可能會產生幻覺或其他不便。杏仁核是大腦的一部分，涉及情緒、情感學習與記憶，這個區域也受該疾病病變的損害。

顯微鏡下的異常

病理檢查顯示出以下兩個主要的改變。

老年斑塊

這個病變位於神經元之間的空間。斑塊的中心，由一種名為「A4 β-類澱粉蛋白」的異常沉積物組成，被正在退化的神經突所包圍。這種蛋白質本身無害，但當它再也無法被正確地被除去掉時，它就會變得有害。類澱粉蛋白沉積物會增加，直到它們在第 2 階段的過程達到巔峰，此時疾病的早期症狀便可被檢測到。隨著時間，老年斑塊（或類澱粉斑塊）在大腦皮質發展，然後藉由毒性作用破壞鄰近的神經元。

在正常條件下，這個胜肽的片段是可溶解的。在酵素的異常作用下，製造出不可溶解的有毒片段並沉澱下來。這種過度凝聚會產生名為「老年斑塊」的病變，它會嵌進大腦組織，位處神經細胞之間並破壞神經迴路。

這種胜肽沉積物顯示出阿茲海默症的開始。沉積物首先是分散的，接著擴大。

神經纖維退化

　　這是存在於神經元本身內部細胞質裡的病變，始於神經絲（以成對螺旋體為一組）的累積，由帶有磷酸基團，被稱為「Tau」的異常蛋白質所組成。Tau 蛋白的異常磷酸化，是導致神經纖維變性的原因。這項特點會嚴重破壞神經元的功能，之後導致其死亡。

　　Tau 蛋白是一種通常存在於大腦中的蛋白質（英語的「Tau」即 tubulin associated unit，是微管蛋白的相關單位）。它可能可以保護神經元。在阿茲海默症中，一種異常過程會導致 Tau 蛋白的結構經由磷酸化而改變。這種異常的 Tau 蛋白，最後在神經細胞裡聚集並形成病理性神經絲：然後發生神經纖維退化，同時影響神經元的細胞體（嚴格來說是神經纖維退化）及其突起（神經纖維纏繞）。這些會導致神經元逐漸受到破壞並死亡。

　　最開始出現的老年斑塊，與神經纖維變性之間似乎存有直接關聯。難以說出這兩種蛋白質（Tau 蛋白或類澱粉蛋白）裡，哪種是造成阿茲海默症的原因。事實上，似乎是這 2 種蛋白質的存在，才可能引發出這個疾病。它們同時被認為對大腦中的神經元及其彼此間的連接（突觸）造成破壞，進而導致大腦萎縮。

　　阿茲海默症的發生，需要將兩樣現象結合在一起：

◆ Tau 蛋白的異常磷酸化並聚集在神經細胞中；
◆ 類澱粉胜肽在整個大腦中的累積。

　　這個過程從海馬迴開始，之後逐漸擴散到整個大腦皮質。越來越多的神經元死亡，逐漸導致特有的臨床症狀顯現：記憶喪失、語言障礙、意識錯亂、行為障礙等。

使大腦產生變化的其他因素

微生物相

大腦和腸道之間的新連結剛被證明：微生物相可能造成大腦中出現類澱粉蛋白，它是阿茲海默症與帕金森氏症的一項特徵。

我們的腸內菌叢分泌出來的類澱粉蛋白，可能會導致大腦中出現同樣的蛋白質。這些異常的蛋白質聚集成為各種「毛球」，它們佔據神經元，並在神經元之間、不同的大腦區域之間，甚至在不同的器官之間被傳遞。

它們有可能引起發炎（免疫防禦系統的反應）及細胞死亡。它們可能源自我們的腸道，更精準地說可能是來自腸內菌叢的細菌。

我們的腸道含有超過 1.5 公斤的細菌。這種腸內菌叢或微生物相有助於對抗發炎。這些細菌大部分不僅無害，而且是我們生存的必需。但是，自 2002 年起，我們知道其中某些細菌會產生類澱粉蛋白，這有助於它們繁殖、附著與抵抗。被研究最多的，是由大腸桿菌所分泌的「捲曲」蛋白。陳與他的同事推測，腸內菌叢中的這些類澱粉蛋白，會引發其他類澱粉蛋白出現在大腦的神經元裡。

科學家假設，類澱粉蛋白在腸道中引起的免疫活化會造成一種免疫反應與發炎，這被認為是大腦中蛋白質聚集的原因。

布雷德森博士另闢途徑，他假設類澱粉斑塊並非阿茲海默症的原因（致病機轉），而是它的影響（病理學）。正常情況下，大腦總是以一種平衡的方式建立新連接，同時去除掉其他連接。在阿茲海默症中，這個過程失控地超速了，大腦過度製造 β-類澱粉蛋白並濃縮了 Tau 蛋白，它因而失去創造神經連接的能力。

神經學家伯納·亞宏達（Bernard Aranda）認為：「這種失控超

速的過程，實際上一種是大腦的保護反應」。

粒線體的改變

因此，阿茲海默症是一種蛋白質代謝的疾病。這種代謝似乎停下來，像被凍結了一樣，是神經元死亡的同義字，即神經元部分重要的功能被停止，像是：

- ◆ 負責與外界交換的細胞膜；
- ◆ 粒線體——這個小型能量工廠，是細胞呼吸並從氧氣中產生能量（即產生 ATP〔或稱三磷酸腺苷〕）的場所；ATP 是細胞確保能維持身體重要的生命功能（例如消化、呼吸、神經脈衝的傳遞等）所需的通用能量。這種最初用在細胞生命的能量，現在被轉用在發生污染的疾病狀況下，以確保幾乎只經由過敏反應與磷酸化－去磷酸化機制的免疫防禦，能消除外來分子。

損害粒線體正常功能的因素有：氧化壓力、缺乏自噬作用、慢性發炎、感染、垃圾食品、接觸如汞或草甘膦的毒素，以及多種藥物治療。

氧化壓力的觸發

有阿茲海默症風險的患者中，在失智症症狀出現至少 10 年前就已觀察到粒線體的 DNA 量減少。這項近期發現來自一個西班牙研究團隊，他們認為，腦脊髓液（liquide céphalo-rachidien[1]），大腦浸於其中的液體）內粒線體 DNA 量的下降，反映了粒線體滿足神

1　編注：英文為 cerebrospinal fluid，一般被簡稱為 CSF。

經元能量需求的能力下降。在這些情況下，光是自己本身，就消耗掉大腦產生 85%能量的神經元，它們只能一個接著一個地枯萎並消失。

然而，凡事都有兩面。粒線體經燃燒氧氣產生「廢棄物」：它們是含氧自由基。這些具侵略性的分子，通常被抗自由基系統所中和。但隨著年紀增長，防禦系統被自由基的增加給淹沒。結果產生以粒腺體為首要目標的氧化壓力，自由基會逐漸破壞它的成分，尤其是它非常脆弱的 DNA，因而降低粒線體的能量產量，這對健康並非沒有影響。

為了能發揮最佳功能，粒線體需要「保護性」及「刺激性」的營養素；保護性的營養素（抗氧化劑），像是 α-硫辛酸、維生素 C 與 E、黃酮類化合物、類胡蘿蔔素、硒、穀胱甘肽等，能提供對抗氧化壓力更好的保護，而刺激性的營養素，像是 B 群維生素、左旋肉鹼與鎂，它們對粒線體能量的產生有正面影響。

維生素 B3 也參與粒線體內的抗氧化作用，並參與免疫調節團隊（由維生素 B3、色氨酸、維生素 B6 與鈣所組成）的抗原吞噬作用機制。

因此，阿茲海默症是一種由「過量外來物質的累積」所造成的醫源性及異源免疫（或異種免疫）疾病，因而註定會發生吞噬作用。

注意：粒線體的基因體存在 125 年後，被認為會完全分解。這表示人類壽命絕對有理論上的極限。

磷的影響

細胞內神經纖維退化（dégénérescences neurofibrillaires intracellulaires）主要由細胞骨架過度磷酸化的蛋白質組成，稱作 Tau 蛋白，它在神經元內部分子的循環中有重要作用。

在阿茲海默症中，Tau 蛋白含有異常比例的磷（即過度磷酸化）：它們聚集形成粗的神經絲，干擾神經元的功能，最終導致其死亡。

在正常情況下，磷酸化（所謂的氧化磷酸化，是因為磷非常貪氧）是參與呼吸鏈功能的生化機制，該機制不僅會促成通用能量（三磷酸腺苷）的合成，也促成蛋白質（酵素、荷爾蒙、細胞因子、基因）的合成與結構。

一項毒理學研究（Matthews 等人著，Robert Lauwerys 引用，1990 年）證實了磷參與心理功能及神經細胞的代謝：研究人員已經證明，大鼠長時間服用高劑量的磷酸酯，會導致海馬迴的退化性病變。海馬迴在阿茲海默症的觀察中，是此神經病理標記傾向選擇的部位。

總結來說，所有富含磷或是產生含磷殘留物且長期及／或過量被食用的食品，都表現得像是鈣離子通道阻斷劑，因此為潛在的鉀離子通道阻斷劑，且是使神經元退化並死亡的誘導劑。

記錄在案的食品包括：麩質穀物、動物奶、過量的肉類、黃豆、豆類、二磷酸鹽、他汀類藥物、磷酸製成的防腐劑、肥料、殺蟲劑、有機磷農藥、發酵粉、碳酸飲料、農產品中無所不在的磷酸鹽、二磷酸鹽和三磷酸鹽的產品（E338 至 E343）[2] 的食品添加劑。

抗原的湧入與過量

部分阿茲海默症為一種醫源性疾病（肇因於藥物），因此是污染性疾病。長期消耗的化學藥物，都會藉由含氧自由基的產生，誘

2　譯注：編號 E 在歐盟（EU）和歐洲自由貿易協會（EFTA）中，被用作食品添加劑的物質代碼，通常在食品標籤上能找到它們。

發出腸道通透性過高及氧化壓力的問題。

面臨如此多種的抗原（空氣、食物與藥物污染），人們一直在尋求免疫力。我們可以看到造成異源免疫疾病的免疫失控。在外來分子累積的情況下，身體會加速吞噬作用和消耗氧氣的機制，因而加速呼吸鏈[3]，以消除這些外來分子；這就是為何身體需要過度磷酸化的幫忙。注意，隨著合成產品的持續出現，具神經毒性的環境污染物，其清單一天比一天更長。

只要有異物進入體內、只要它們存在，我們就會觀察到加速的呼吸鏈以及維生素 B3、色氨酸、維生素 B6、鈣和鎂的過度消耗，之後是粒線體抗自由基系統（輔酶 Q10、SOD、穀胱甘肽、維生素 B3）；這些事件與許多生物體的抑制作用有關，特別是超氧化物歧化酶（SOD）、穀胱甘肽過氧化酶，以及細胞色素 P450 還原酶。

因此，阿茲海默症是一種由「過量外來物質的累積」所造成的醫源性及異源免疫（或異種免疫）疾病，因而註定會發生吞噬作用。

3　編注：此為微生物體主要的產能過程，為一連串氧化還原酵素反應，又稱呼吸作用。

033

第
3
章
—
如
何
建
立
診
斷
？
—

第 **3** 章

如何建立診斷？

目前，有一種氣味測試能確定一個人是否患有阿茲海默症。

阿茲海默症通常在 65 歲時被診斷出來。在法國，每 2 個病患就有 1 個沒被診斷出來，因而未得到適當的照護。

然而，結合臨床症狀、神經心理學測試，以及一些放射學檢查出來的相關症狀，可以得到接近可信的診斷。

在日常生活裡，這些仍難以察覺的認知能力下降，其最初跡象從 45 歲開始出現。45 年之後，也就是在 90 歲的高齡，每 3 個人就有 1 人會發展出阿茲海默症類型的老年失智症。因此，要知道如何在認知衰老的軌跡裡採取行動；好消息是，我們有很長的一段時間，能盡可能阻止或延緩大腦最終退化的過程。

失智症一詞

失智症經常與瘋顛或精神錯亂連結在一起，這就是為什麼，它伴隨著拒絕與羞恥，且帶有貶義意涵。「失智症」這個詞等同污名化這些患者。

一般而言，失智症意指在認知能力、情緒障礙與社交行為上皆有重大改變的大腦受損。有可能與慢性酒精中毒（韋尼克氏腦病）有關，可以透過戒酒來恢復。當它為慢性時，大腦受損也可能是因意外而起的嚴重頭顱創傷。認知能力下降的原因不勝枚舉且多樣化。開始採取治療前，建議將診斷臻於完善。

血管性失智症

在工業化國家，約有 1/3 的慢性失智症病例，由大腦供血紊亂造成。最常是由於血管受損，因而稱之為血管性失智症。這種惡化可能是由單獨一次的嚴重中風所引起，在此過程中，大血管可能阻塞。無論是哪種情況，非常敏感的神經元都會缺乏氧氣供給，這會導致大量的神經細胞被破壞。

然而在大多數情況下，血管性失智症是一系列小中風的結果，直到這些小中風最後破壞掉與嚴重中風一樣多的神經組織，才不被忽視。但甚至不用有中風，血管也會變狹窄並且硬化，供血則受到限制，這會損害營養輸送以及降低認知能力表現。

在其他情況下，這意味著幾乎 2/3 的慢性失智症患者，實際上是阿茲海默症。與能在大腦任何地方出現並顯現出來的血管性失智症不同，阿茲海默症從海馬迴開始。這是大腦中一個界限明確的區域，是阿茲海默症的發源地，之後會擴及大腦其他區域。

這種具有不同臨床形式（包括阿茲海默症）的失智症名稱，已被放在主要的國際心理疾病分類（以及《精神疾病診斷與統計手冊第五版》〔DSM-5〕）裡。其中描述的診斷準則，是所有與阿茲海默症及其相關疾病有關的專家和研究人員，都會使用的診斷準則。

然而，「失智症」一詞的使用將有新的演變：它不適用於疾病

035

第
3
章
—
如
何
建
立
診
斷
？
—

的早期階段，也不是所有患者都必定會發展成失智症。

輕度認知缺損

　　阿茲海默症在早期階段，介於正常功能及疾病特有的症狀之間、被鑑定為一種中間狀態的時候，在這種情況下診斷準則並不一致。這種情況的特點是輕度認知缺損（déficit cogntif léger）[1] 與記憶喪失的開始。這時長輩的記憶力流失是很常見且（甚至習以為常），這可能會是一個風險因子，並會因為符合阿茲海默症（或其他相關疾病）早期階段真正的記憶障礙，而變得更加惡化。

　　事實上，討論這個症候群的意義在於：

◆ 對某些人而言，他的症狀符合疾病的失智症前時期，因為這些受試者中有 15％ 可能會發展為阿茲海默症；
◆ 對另外的人而言，這只是一種臨床症候群，其中的原因及意義變化很大。

抱怨記憶力

　　所謂的「抱怨記憶力」是承認「記憶力衰退」的出現。當這些健忘重複發生，會讓忘了才剛被告知內容的患者感到痛苦。這可能涉及立即性記憶[2]，它代表記憶的能力。

　　有的人抱怨在一段對話裡找不到精準的詞，有的人則是抱怨失

1　編注：英文為 mild cognitive impairment，一般簡稱 MCI。
2　編注：即「短期記憶」。

去談話的連貫性或找不到名詞:「我的舌尖上有它。」

有的人主動承認:「我什麼都可以弄丟,我的鑰匙、我的眼鏡、我的發票,甚至是我寫下自己不應該忘記的東西的筆記本!」

「良性」抱怨

日常生活中遇到記憶困難(想不起一個人的名字、忘了把鑰匙放在哪裡、找不到一張紙或停車位置等),在任何年齡層都司空見慣,但這種現象在老年人中很常見。

這些毛病被稱為「良性抱怨」,意味著這種抱怨並不表示有大腦受損,也不代表有發展成阿茲海默症的特別風險。

事實上,良性抱怨的記憶障礙,與早期阿茲海默症裡的記憶障礙大不相同。

忘記是正常的:如果我們必須記住我們周邊的所有資訊,是不可能生活的……我們的硬碟容量無論有多大,很快就會不堪負荷。

回憶取得的缺失,可能與缺乏動力(例如我們不會記得不感興趣的事情)或是注意力不足(例如當我們全神貫注於某事時、當我們焦慮時)有關。

絕對要抱怨自己的記憶力,因為這是做一些測試的機會。如果疾病開始了,我們能在最佳時刻進行治療。如果是隱性的憂鬱症,我們會把它檢查出來並治療它。單獨的症狀少有價值。引發警報的是全部障礙的組合:

◆ 不久前才收拾好的物品反覆弄丟;
◆ 難以在時間軸裡定出自己的所在位置,像是「今天星期幾」或「現在幾點」;

◆ 情緒紊亂。

然而，在絕大多數情況下，引發警報的是記憶力出現困難。

近期發生過事的記不下來：記憶困難在任何年齡層都常見，尤其是隨著年齡增長但只要與阿茲海默症有關，這些記憶障礙就呈現出非常特殊的特徵，因為它們只與近期發生過的有關。另外，受試者無法記住新的資訊。

雖然他可以很輕易地回憶起曾經，或好久以前發生過的事件、童年的記憶，但相反地，他會忘記幾小時前或幾天前發生的事情。

另一種情境是，他們似乎不怎麼在意他的記憶力出現困難，而且不太，或者根本不擔心。即使他經常在這個階段意識到自己的記憶力出現困難，但他把這些歸咎於年齡增長而低估了後果，並表示他在日常生活中不會感到不適。

綜合作法

阿茲海默症的診斷只能是綜合的。它應該包括神經心理學評估、大腦影像檢查、神經學檢查、全面體檢，必要時進行精神科檢查以及一系列臨床測試。從出現早期障礙到宣布診斷之間的平均時間約為兩年。

傳統來說，阿茲海默症的診斷是「排除式」的診斷，因為在醫學上並無任何診斷測試。方法是排除（並治療）導致記憶紊亂的所有病症，並在專業的記憶諮詢後，能將阿茲海默症類型的神經退化性疾病考慮為診斷。

獲得可信診斷的方式雖雷同，但有一些診斷準則來自醫師在臨床與生物學上的檢查，尤其是在執行影像學檢查期間所收集到的資

料（大腦影像學的進步，能夠更易瞭解大腦病變與臨床障礙兩者間的關係）。這些準則也有助於改善早期診斷。探索記憶的不同領域與其他的認知功能同樣很重要。神經科醫師接著會將不同的臨床與放射學作法結合起來，藉以改善診斷。

在初步評估後，很難發現症狀並將它與診斷連結起來，尤其是在疾病演變的早期階段。此病症狀基本上是「主觀的」。甚至連神經學檢查的結果，都能長期維持正常……只有在晚期才會出現一些障礙：定向感障礙、異常動作、行走障礙。

家醫科醫師檢查

這個科別的醫師，其角色是確認有血管風險因子的存在（例如動脈高血壓、高膽固醇血症、糖尿病），以及沒有會影響到大腦功能的一般疾病（例如貧血、甲狀腺功能障礙或長期使用化學藥物〔氫離子幫浦抑制劑、雙膦酸鹽類、斯他汀類藥物、α- 及 β-阻斷劑〕）。然而關於這種疾病，家醫科醫師的所知有限，因為他只接受過神經退化性疾病病理學的相關基礎訓練。

醫師必須進行深入的詢問。這是對患者生活史的觀察，能在診斷的一開始就有所釐清。在深入交談的過程中，醫師對目前的問題及其演變進行瞭解。如果懷疑是失智症，詢問身邊親近人士也很重要，因為患者可能不再記得疾病究竟是如何展開的。此外，親近的人有時會注意到連患者自己都沒發覺的症狀。

全面體檢以確保沒有器官性疾病、感染（泌尿道、肺部）、營養不良、心臟病、感官缺陷（視力、聽力）等問題有其必要。所有與阿茲海默症沒有直接關聯的健康障礙，都會導致精神錯亂及定向感障礙。

從血液及尿液開始進行的生物學檢查，可以查出造成認知障礙的病理學因子：缺乏維生素 B／E／D、缺乏荷爾蒙（甲狀腺素、腎上腺素）、脫水、貧血、糖尿病、感染、中毒（重金屬、添加劑）。當我們知道如何治療時，大部份的這些障礙都是可逆的。

在一些特殊情況下（複合式診斷、年輕患者），家醫科醫師會建議檢測 Tau 蛋白、磷酸化 Tau 蛋白與 $\beta-$類澱粉胜肽在腦脊髓液中的劑量。所有這些檢查的報告，是讓我們能夠接近診斷的開始。如果是在存疑或是模糊不清（不夠精準）的情況下，只有記憶障礙會被記錄下來，9 個月後再重新檢查過。

要做出診斷，需要的是醫師通常最沒有的「時間」與他可能不熟悉的「程序」。如果他能知道這種疾病的第一個徵兆是嗅覺障礙，那麼這個觀察將為診斷及治療省下寶貴的時間。否則接下來，不同的專業人員會接踵而至，以確定診斷並開始治療。這條路很漫長。

根據在法國收集到的數據，從開始出現障礙到第一次就診的平均時間要經過 12 個月，而從第一次就診到診斷出阿茲海默症，則要經過很多個月，也就是一共兩年左右。此外，估計有將近一半的患者沒有被診斷出來。

為了確認診斷，患者將與不同的健康專業人士會面，例如心理醫師、老年醫學科醫師、精神科醫師、神經科醫師、語言治療師等。

阿茲海默症的診斷通常是隨機的，尤其是疾病初期。雖然它最初與家醫科醫師有所關聯，但還是需要求助於專家及跨學科團隊。

專家檢查

神經科醫師有幾個目標：

◆ 在面談過程中明確指出患者表現出來的困難，以及其對他們心理的影響，像是焦慮或憂鬱因素的存在；

◆ 明確指出記憶障礙的特徵與嚴重程度，並尋找語言障礙（失語症）、動作執行障礙（失用症）以及物體辨認障礙（失認症）的存在，這在簡短智能測驗（Mini Mental State Examination, MMSE）這種標準化檢查裡最為常見；

◆ 定出疾病的階段。

有助於診斷的檢查

這些檢查的適應症，取決於患者的症狀。並非全部都一定有用。被使用最多的兩種檢查是「神經心理學」與「大腦影像學」的檢查。診斷的策略，將會結合神經生物學標記物的劑量、神經影像學的數據，以及神經心理學的評估。

神經心理學檢查

由神經心理師進行[3]，通常在「記憶門診」或醫院進行。

神經心理學評估對於確定認知功能受損的類型與程度是必要的。大腦執行的所有智力操作都歸在「認知功能」的名稱底下。我們區分心理的功能，包括不同形式的記憶（短期記憶、長期記憶），也包括語言、計算、判斷、心理組織、空間和時間定向與知覺功能（身體基膜[4]、空間關係、對物體及人的辨認）。

阿茲海默症的診斷，主要奠定在神經心理學測試。它是以問題

3　編注：在臺灣的醫療體系中，多由臨床心理師執行此項檢查。
4　編注：身體基模能在本體覺、動作、空間結構等方面，提供我們對身體各部位的整體概念，並隨身體與功能改變而調整。

或簡單任務所組成的一系列測試。針對患者的認知障礙，會進行以下評估：記憶力、語言、理解、推理、計劃。這是能最早檢測出症狀的方法。這些測試會根據患者的社會文化程度與疾病演變階段，為他們量身打造。檢查越早執行，就必須越精確地突顯出有可能被忽視的問題。

另外，在疾病非常晚期的階段，不可能進行測試，因為患者甚至再也無法對簡化過的指示做出反應。

認知篩檢測試

認知篩檢測試有三個：簡短智能測驗（MMSE）、杜波瓦（Dubois）的五個詞語以及時鐘測試。

神經心理學的評估，是記錄不同認知領域中的缺陷類型與程度的重要時刻。

簡短智能測驗

最廣泛使用的檢查是福爾斯坦（Folstein）的簡短智能測驗，其被認為是全世界都使用的標準臨床檢查。此測試結果不允許進行病因診斷。它全面探索認知功能。必須要有神經心理的評估才算完整。

這是一個相當簡單的整體評估工具，它包含幾個測試不同認知功能的問題。

它有 30 個研究的項目（問題）：

◆ 時間與空間的定向；
◆ 藉著重複三個詞語的學習能力；
◆ 注意力的功能以及計算能力；
◆ 語言（說話能力、理解、閱讀、寫作）；

◆ 建構性的運動協調（根據目標來執行協調運動的動作）。

問題類型：今天的日期是？

如果答案不正確或不完整，就按照以下順序詢問未回答的問題：

Q1. 現在是哪一年？

Q2. 哪一個季節？

Q3. 哪一個月？

Q4. 月份裡的哪一天？

Q5. 一週裡的哪一天？

Q6. 我們所在的醫院名字是什麼？

Q7. 它在哪個城市？

Q8. 該省的名稱是什麼？

Q9. 該省位在哪一個大區[5]？

Q10. 我們在幾樓？

Q11~13. 學習：重複三個詞語；

Q14~18. 注意力與計算：從 100 開始，每次減 7 做計算；

Q19~21. 回想：重複三個詞語；

Q21~30. 語言。

每個正確答案計為 1 分。正確答案的數量為測試結果，最多為 30。

接著我們計算總分，每個正確的回答給 1 分。正確答案的最大

5　譯注：法國現已沒有省（province），此為法國大革命前的舊詞，因此部分譯文目前僅留下大區（region）一詞。

◆ 低於 24 分者：將提供專門的評估，尋找潛在的失智症；
◆ 20~24 分者：輕度失智症；
◆ 10~20 分，中度失智症；
◆ 低於 10 分，重度失智症。

此測試會根據患者的社會文化程度與疾病進展階段進行調整。越早執行測試會越精準。

杜波瓦的五個詞語

考官援引五個詞語。受測者要學習這五個詞語並把它們覆述出來。在測驗期間，可以給予提示以幫助他們記住這些詞語。此測試僅探查回憶。它簡單且快速。之後考官會研究這五個詞語的回想品質：立即回想或延遲回想。

時鐘測試

從事先繪製的圓圈中畫出時鐘，並指出特定時間（分針和時針指向 4:45 處）。這個測試探查了幾種認知功能：語意記憶、運用、時空定向、注意力、視覺構建障礙。考官將使用 4 個準則來評估可能的記憶受損。

◆ 頂端的數字是 12 嗎？
◆ 12 個數字有被呈現出來嗎？
◆ 有兩根指針嗎？
◆ 是否正確畫出要求的時間？

如果 4 個準則裡有 1 個沒有完成，則必須進行更深入的評估。這是一個非常具靈敏度但不具特異性[6]的測試。

大腦影像學

如今可能使用斷層掃瞄（CT）或磁振造影（MRI），直接查看大腦的不同結構。

磁振造影

比斷層掃描準確很多，尤其是在判斷海馬迴區域開始有萎縮並檢測相關的血管病變方面。但它並不普遍、費用較高且有禁忌症。

MRI 是失智症病因診斷的首選影像學檢查。在阿茲海默病症中，它能顯示出皮質萎縮（尤其是在仔細尋找海馬迴的萎縮時）。

然而，皮質或皮質下萎縮並不是阿茲海默症特有的。此項檢查也能排除掉其他原因，尤其是：腫瘤、中風、腦內或硬膜下血腫、酒精性腦部病變。

斷層掃描

此項檢查利用 X 光，就像常規 X 光攝影一樣。它可以在幾個不同平面的連續切片上（即斷層掃描）使大腦結構成像。在阿茲海默症裡，應集中在第一個受到侵犯的區域——海馬迴——做簡單檢查。它也能排除掉某些診斷，像是大腦腫瘤、中風。此外，它提供造成萎縮的神經元喪失的形態學跡象。

如果 MRI 有禁忌或不可行，則進行大腦 CT。 它雖不如 MRI

6　編注：特異性（真陰性率）是指實際為陰性的樣本中，判斷為陰性的比例，計算方式是真陰性除以真陰性＋假陽性（實際為陰性，但判斷為陽性）的比值。

精確，但可以排除上述可治癒的原因。

在某些情況下，以下其他測試儀器可能有助於診斷，但並非常規設置：

◆ 穿透式電子顯微鏡（Transmission electron microscope, TEM）；
◆ 稱為單光子斷層掃描（tomographie par émission monophotonique, TEMP）[7] 的腦部掃描，可以為診斷帶來有用的資料，因為它以檢測到不同大腦區域的功能性活動。這種活動在 CT 或 MRI 上可見到的大腦結構變化出現之前，就已被破壞了。

TEM 會使用注入血液的放射性追蹤劑。利用 CT 在大腦不同區域測量的放射性，取決於每個區域的血液灌流（血液供應）。的確，神經元只會消耗血液供給它們的葡萄糖與氧。由於這些物質未被儲備，故一個大腦區域的活動，會立即顯示在血液灌流上。

在阿茲海默症中，TEM 顯示越受影響的區域──海馬迴區域與後聯合腦區──其灌流量減少。

大腦血流研究

這項檢查僅用於診斷不明顯的疑難病例。研究腦血流以評估大腦的新陳代謝（功能）。由於靜脈注射物能讓其在大腦中的後續動向與停留之處進行成像，我們得以具體化功能性影像：即單光子大腦斷層掃描。這些在大腦中非均質結合的產物，特別是在產物結合中的某些變化，是阿茲海默症的典型特徵。

代謝減少或大腦血流量的減少（尤其是後方區域），也能聯想

7　譯注：英文為 single photon emission computed tomography，簡稱 SPECT。

到此疾病。

腰椎穿刺

　　腰椎穿刺是在腰椎區域穿刺，藉以抽取腦脊髓液的樣本。針對收集到的液體進行分析，將尤其能排除掉其他可能的失智症診斷。在疑似為阿茲海默症的情況下，很少需要進行腰椎穿刺。然而，有鑑於最新研究顯示腦脊髓液中存在非常可信的預測性標記，它應該要在未來被發展。它們是 β- 類澱粉蛋白 1-42 (A-42)、總量 Tau 蛋白（total-tau, T-tau）與磷酸化 Tau 蛋白（phospho-tau, P-tau）。

　　對於下列數值，這些劑量結果被認為是正常的：

◆ 總量 Tau 蛋白：如低於 450 皮克每毫升（ pg/m1 ）為正常；
◆ 磷酸化 Tau 蛋白：如低於 60 pg/ml 為正常；
◆ Abeta42 蛋白：如大於 500 pg/ml 為正常。

　　這些標記劑量異常的檢測靈敏度為 95％，特異性為 83％。這些生物標記組合，比其他如年齡、性別、ApoE 基因型、血液中同半胱氨酸濃度、血壓或短暫干擾性認知測試等更經典的標記，具有更高的預後價值。（《刺胳針》〔 *The Lancet Neurology*〕，2006 年 3 月，第 5 卷）

腦電圖 EEG

　　腦電圖（l'électroencéphalogramme, EEG）對於確定是否存在癲癇活動跡象，顯得非常有用。雖然僅有約 5％的阿茲海默症患者有癲癇發作，但 EEG 可以顯示出乎意料外的癲癇活動，包括在沒有肌肉收縮或其他外在症狀的情況下（因此稱之為非抽蓄性癲癇）。在

這種情況下，可為患者開立抗驚厥藥（抗癲癇藥）。當然，如果考慮到丙戊酸所造成的傷害，我們會推薦天然分子。

在阿茲海默症中，EEG 的曲線會有整體的改變。其腦後方的基本節律減緩。

之後設備會單獨並連續記錄每個區域的電曲線。這些是我們從左到右看到的曲線。一條曲線的改變，相較於另一條，可以鑑別出大腦相對應區域的可能病理。這些異常可能會是被記錄下來的曲線的速度（加快或減慢）或振幅（增加或減少）的變化。

在阿茲海默症中，曲線完全被擾亂，有時在腦後方（枕骨）的變化更為顯著。之後 EEG 顯示所有曲線上的速度，普遍減緩且整體振幅下降。

只有將 EEG 與 CT 檢測到的異常組合，再加上患者表現出的症狀，才能想到是阿茲海默症的診斷。

散瞳眼底檢查：視網膜影像

阿茲海默症可能很快就會在散瞳眼底檢查[8]中被檢測到。無論如何，Neurovision Imaging 公司對此項檢查相當積極，這家位在美國加州薩克拉門托（Sacramento）的公司宣稱眼睛「為監測大腦疾病打開一扇直通的窗口」。視網膜與視神經是大腦的直接延伸。它們與枕葉相連，這受到哈拉爾德・漢佩爾（Harald Hampel）的證實；漢佩爾是巴黎大腦與脊髓研究所的研究員，且他在皮耶－瑪麗－居里大學（université Pierre-et-Marie-Curie）的工作受安盛保險集團贊助。他說道：「這將會是預測阿茲海默症的有趣工具，因為它是非侵入

8　編注：此項檢查將透過散瞳劑抑制瞳孔括約肌及睫狀肌的收縮，使瞳孔放大，用以檢查眼底視網膜及水晶體的變化。

性的，甚至可以在出現初步症狀前就進行早期檢測。」

覆蓋在眼底的視網膜確實是大腦的延伸，因此它反映了那裡發生的事情。這就是為什麼，透過分析視網膜來測量類澱粉斑塊可能是有希望的。它可以鑑別出許多非常小的斑塊（常常是數百個），繪製出每個斑塊的位置，然後在治療後進行追蹤，看看斑塊的數量是否有減少。除了神經元和突觸本身外，它還能顯露出 β - 類澱粉蛋白是否影響到視網膜血管（並且，進而可能影響大腦）。最後一點很重要，因為除此之外，存在於血管中的 β - 類澱粉蛋白在極少數情況下會造成出血。

基因遺傳

基因遺傳會影響患上阿茲海默症的風險，但並不意味在這點上我們的命運會注定寫在我們的 DNA 中。

為了能達到最佳的控制，必須進行該基因檢測：事實上，ApoE4 基因的陽性或陰性，將使最佳化的飲食制度有所不同。

我們可以簡單地確定我們有多少 ApoE4 的基因拷貝數（0、1或 2）。ApoE4 是阿茲海默症主要的已知遺傳風險因子。攜帶一方版本的 ApoE4 基因（從父母的其中一方繼承）會讓感染疾病的風險增加到 30%，攜帶兩方版本的此基因（從父母雙方繼承）則會讓風險增加到 50% 以上（根據實驗會從 50-90%）。這些數字是與來自不攜帶此對偶基因的人（僅有 9% 風險）所進行的比較。

需要說明的是，「基因的」不一定會造成「遺傳的」這個結果，也就是說，一個人的基因異常不一定會引發他自己或後代的疾病。疾病的發生可能需要多種因子的結合，而且這些因子並非皆為已知的。

拜近年人類基因組資料庫所賜，在知道其他基因一定也有參與且未來它們能讓疾病更被瞭解的同時，目前可能分離出 4 個與疾病

049

第
3
章
—
如
何
建
立
診
斷
？
—

發生有關的基因。

　　第一個鑑定出來的基因位於 21 號染色體上，編碼出 β-類澱粉蛋白的基因發生了突變，因此這個被異常切割的 β-類澱粉蛋白，沉積在類澱粉斑塊中。這些異常僅在 4％家族型的疾病中被發現，是會早發的疾病。

　　接著是 14 號染色體與 1 號染色體。包含 21 號染色體在內的這三個基因，與家族型中的顯型有關，這些型式很罕見。

　　至於另一些更為常見、晚發的阿茲海默症，在第 4 條、19 號染色體上發現異常，是一個會編碼出脂蛋白元（apolipoprotein）的基因。這種脂蛋白元在一般群體中以三種形式存在，由兩個對偶基因組成。對偶基因是基因的拷貝。一個人繼承了一種基因的兩個對偶基因，一個來自母親，另一個來自父親。

　　這三種形式被稱為 ApoE2、ApoE3、ApoE4，透過將它們的對偶基因兩兩組合，將出現六種可能的組合，六種不同的基因型。ApoE 參與脂質代謝與膽固醇的運送。最常見的形式是 ApoE3，但 ApoE4 與疾病的發作有關。

　　ApoE4 是一種（蛋白質的）聚集因子，它會隨著時間促進類澱粉斑塊的形成，但速度較慢。ApoE4 的帶因者會有患病的風險，這種風險主要是以晚發疾病的型式表現出來。如同所有的風險因子，它的存在不足以、也並非是成為發展出疾病的必備條件。

嗅覺壓力測試

　　目前已有幾種類型的測試被實驗過。斯科菲爾德（Schofield）提出了一項「嗅覺壓力測試」，包含使用阿托品。這是一種抗膽鹼劑，可能可以構成一種簡單、廉價的輔助測試，能在早期甚至臨床以前的階段，就篩檢出阿茲海默症。與健康受試者相比，嗅球裡抗

膽鹼劑的濃度，會導致這些患者的嗅覺表現能力下降更多。因此，這項測試可能可以檢測疾病。

嗅覺是否能促進早期治療，進而對患者產生助益呢？考慮到95％阿茲海默症患者的嗅覺系統已經惡化，這種持續且廣泛的症狀，使我們走上了診斷與治療的途徑。就是這個環節的缺陷，得以解釋今天這種疾病的根源。

嗅覺測試或個人化選擇

嗅覺在芳香療法裡是標準測試，可讓您分類出與您情況相對應下最有效的精油。在事先選出回應您問題的精油後，您將選擇「聞起來」最適合自己的精油——與您身體深層及大腦中心處於「振動的和諧」狀態的精油。舉例：用腦過度一段時間後，您覺得疲倦且欲尋找能盡快為您充電的精油。讀者可先在我另一本著作《精油，未來的醫學》（ *Les Huiles essentielles, médecine d'avenir* ）中的精油裡進行選擇。

植物界在香水裡是如此慷慨，以至於我們詞彙貧乏，無法將它們全部歸類：細微的、輕盈的、厚重的、迷人的、使人頭暈的、好聞的、醉人的、性感的、奔放的、精緻的、美好的、令人有活力的、有香脂氣味的、清爽的、提神的、鎮定的……這些形容詞，都只是散發出的香氣對我們情緒中心複雜作用下的一種微弱表達。

對於嗅覺測試，最多選擇3種可以鑑別與辨認出來的天然香氣。最好避免合成分子。也可以運用原精，它們也被用於嗅覺療法。

與精油相比，原精的有趣之處在於它的香氣（像精華的香氣）更接近在自然界中發現的那樣，因為植物材料並未經過蒸餾來獲得原精或精華。

為了在記憶上執行這項工作，建議將氣味呈現出來，就像人與

051

第
3
章
—
如
何
建
立
診
斷
？
—

氣味相遇並「分析」它，這就是大馬士革玫瑰精油與大馬士革玫瑰原精之所以不同的原因。大馬士革玫瑰的原精，比它被蒸餾過的版本更容易被鑑別並受到賞識。

我們有各式各樣的原精：茉莉、銀荊花、水仙、風信子、玫瑰，以及時常讓回憶浮現出來的香草。

所以，我們從呈現一些天然氣味開始，它們簡單、容易被辨認，最重要的是與人的經歷有所關聯。例如，它可以是甜橙、真正薰衣草、胡椒薄荷、橘子、紫羅蘭。當然，被採納的精油取決於此人的經驗，以及他們對於您將呈現給他們的童年香氣有多熟悉。

滴一滴在試香紙上，讓對方聞一聞。

嗅覺工作的第一部分包括鑑定與熟記氣味。如果此人只鑑定出三種香氣中的一種，請先使用該氣味進行操作。

早期標記

阿茲海默症患病期間的嗅覺受損，代表此一神經退化性疾病的早期標記，因為這是從疾病的早期階段，在其他認知與行為症狀出現之前，就可以觀察到的缺陷，就像是在氣味的偵測、區別、記憶、辨識與鑑定等測試中看到的那樣。

> 「阿茲海默症出現的早發嗅覺障礙，引出一些思考，包括
> 該疾病症狀前期（présymptomatique）[9] 就存在的問題，以及
> 嗅覺障礙作為可預測因子的潛在益處。有一項前瞻性研究
> 透過 1,604 名受試者（阿茲海默症患者的一等親、ApoE4

9　編注：病人檢驗結果僅能判定為當下的疾病狀態，但無法排除病人已罹病，此時期稱為症狀前期。

基因的 E4 對偶基因的無症狀帶因者）進行實驗，經過兩年的觀察，證明原先就比較弱的嗅覺能力，與疾病的認知演變之間存有顯著相關性。確實，嗅覺能力下降的受試者發生認知能力下降的風險，是正常受試者的 4~5 倍。這讓人想到，相比於花費較高的阿茲海默症早期診斷（斷層掃描等），嗅覺測試可以是替代方法之一。」——莉安娜・巴爾策（Liana Baltzer），〈嗅覺與阿茲海默症：一條用於診斷與治療的途徑〉，波爾多大學。

第4章
生物學測試

　　血液檢查的目的，是為了測定記憶障礙的不同原因，並對其進行治療。的確，許多疾病會導致記憶障礙，如果相關疾病得到治療，記憶障礙就會消退。這些疾病只與 1.5％的認知障礙病例有關。

　　針對表現出的認知症狀的患者（例如記憶力減退）所進行的實驗室分析裡，我們觀察到，經大量測試得到的數值並非一定是大腦正常運作的最佳數值。一位健康人士可能會有 3~5 個受干擾數值的標記。另一方面，在有失智症風險的人裡面，這個數量多更多。

　　沒有人能解決一個他不知本質為何的問題：如果我們想預防阿茲海默症，就必須鑑定出所有症狀，以直達目標並以最佳方式進行介入。

同半胱胺酸

　　同半胱胺酸（homocystéine）這種含硫胺基酸，是大腦萎縮與阿茲海默症的風險因子，它來自蛋白質的分解。因此，它是一種可能有害的廢物。

另外，同半胱胺酸血症與心肌梗塞有關，且是阿茲海默症的重要風險因子，通常肇因於缺乏維生素 B3、B6 或 B12 及甜菜鹼。它存在於堅果、牛肉、羊肉、起士、火雞、豬肉、魚、甲殼類、黃豆、雞蛋、乳製品或豆類等食物中。

此物質不僅是發炎反應的標記，當營養支持不足時，它的比例也會升高。在正常情況下，同半胱胺酸會轉化成甲硫胺酸或半胱胺酸（另一種胺基酸）。這種重組需要維生素 B12、維生素 B6、葉酸及甜菜鹼。當維生素與甜菜鹼的儲存量偏低時，同半胱胺酸會在體內累積並損害血管與大腦。

同半胱胺酸濃度高於 6 微莫耳每升（μmol/l）都可能存有風險，且濃度越高、風險越大。這些高濃度的同半胱胺酸，最後會導致認知能力下降與海馬迴萎縮。

隨著運動與維生素 B 的攝取，它的濃度會降低，使這個風險減半。我們要注意的是，有超過 40％ 的法國人每日維生素 B 攝取量不足。同半胱胺酸具有神經毒性，尤其是對海馬迴的神經元，特別是在這些神經元受到麩胺酸鹽的刺激時。

維生素 D3

有 80％ 的人口缺乏維生素 D，維生素 D 的有害影響是多方面的（例如骨質疏鬆症、阿茲海默症、憂鬱症、癌症）。其中，維生素 D3 或膽鈣化醇這種脂溶性維生素，透過紫外線對膽固醇的作用，在皮膚被合成。

維生素 D 缺乏，被認為是導致阿茲海默症或帕金森式症等神經退化性疾病的因素之一。

因此在這個營養素上，要達成以下目標：

- 維生素 D（以 25－羥基膽鈣化醇計算）應為 400~800 IU[1]，即血液中 2~4 nmol/l。
- 選擇植物性維生素 D3：每天 2 滴；
- 建議將其與高脂肪食物一起食用。利用陽光的有益作用，並注重日常活動（例如園藝）。

微量元素

鋅

它是我們身體不可或缺的微量元素，因為它直接，或至少間接地參與所有代謝過程。

缺鋅是阿茲海默症的誘因。這種微量元素具備眾多生物學功能，例如阻斷麩胺酸鹽的過度分泌，因而保護海馬迴的神經元。另外，缺鋅會抑制海馬迴的神經生成。

鋅濃度的上升與銅濃度的下降密切相關，這被懷疑是導致阿茲海默症或加速其發展的因素之一。應該要同時分析游離銅的濃度。通常要求銅與鋅的比值應小於 1.2。

此外，鐵是鋅吸收的強效抑製物，因此鐵與鋅不應混合在同一種複合維生素之中。

硒

農業的生產方法會抑制硒，因此缺硒是很常見的。然而，這種

---

1 編注：此為某些維生素、激素和藥物的藥理計量單位，根據不同的目標會換算出不同的數值。

非金屬在對抗自由基方面具有重要作用。它在所有免疫作用過程中提供支持，對於有毒物及重金屬，像是汞、鉛、銀、砷、鎘，具有螯合作用[2]。

硒與必需脂肪酸及維生素 E 共同參與抗發炎及抗凝血的作用。

硒的多種作用能對抗大腦衰老的過程，尤其是透過它的抗自由基作用。

在阿茲海默症中，許多觀察顯示，硒的濃度比未患病的對照組低了將近 50%。硒必須以超營養劑量給藥才能產生治療效果。有研究人員選擇每日口服攝取 200 微克，這是成人每日建議攝取量（50微克）的 4 倍，可使用螯合硒（甲硒胺酸）以及酵母上的硒（富含硒的酵母）兩種形式。

硒的最佳食物來源有：巴西堅果、全穀物、大蒜、洋蔥、豆類、蛋黃、啤酒酵母。

鋰

兩項日本研究證明，低劑量的鋰可延長壽命，而缺乏鋰則會導致更高的自殺率。透過活化海馬迴中的神經生成，鋰起到抗憂鬱劑的作用。此外，它還能對抗 β - 類澱粉蛋白的過度分泌（與因此導致的聚集）。我們的食物中只含極少量的鋰。

要注意的是，躁鬱症患者受阿茲海默症的影響高 3 倍。

如果出現焦慮症，每天服用 3 安瓶裝的鋰顆粒。

2　編注：所謂螯合作用，是血液中捕捉到的金屬離子與有機分子結合，進而透過尿液安全排出。

發炎反應的標記

沉降速率

沉降速率是用於指出身體發炎程度最古老的檢查。它仍然被使用至極，是在執行上非常簡單的一項檢查。

沉降速率在有發炎症狀的情況下會增加，發炎症狀可以來自於身體的任何部位。所有疾病都會導致發炎，進而導致沉降速率增加。但是除了這些病理情況外，沉降速率也有正常加速的因子，例如年齡、懷孕以及女性。

沉降速率定量檢查，無疑將藉由 C 反應蛋白（protéine C réactive, CRP）的劑量檢查而臻於完善，它是一項靈敏可靠，但花費更高的檢查。

C 反應蛋白

濃度必須低於 12 毫克每升（mg/1）。這是一種由肝臟製造的蛋白質，在體質發炎的情況下，它的生成會顯著增加。

血液測試中，高敏感性 C 反應蛋白（CRP-hs）是優先首選，劑量應小於 0.9 毫克每公合（mg/dl）。如果較高，則必須確定發炎的源頭為何，尤其是心血管問題、過量的糖類或壞脂肪（反式脂肪）、腸道通透性過高、對麩質敏感或某些特定的毒素。一旦找出源頭，就需要中和掉發炎狀態，之後重新進行 CRP-hs 分析。

細胞激素

為了說明這些發炎介質的重要性，我們選擇敘述其中的 3 種──白血球介素 1（IL1）、白血球介素 6（IL6）以及腫瘤壞死因

子（tumor necrosis factors，縮寫為 TNF〔α 及 β〕）。

白血球介素 1

它同時是發炎與免疫的中心介質；由整體的免疫細胞（B 細胞、T 細胞、吞噬細胞、嗜中性白血球與嗜酸性白血球、單核球與巨噬細胞）所產生。

白血球介素 6

IL6 會誘導（由肝細胞）發炎反應急性期蛋白質的產生，如 CRP。其血清濃度也與 IL6 相關。IL6 的主要特徵，是透過增加其促凝血特性來活化血管內皮，從而引發高同半胱胺酸血症病程裡所觀察到的血管病變和凝血異常。

腫瘤壞死因子

與其他細胞激素一樣參與人類白血球抗原（human leukocyte antigen, HLA）機制（自體免疫疾病）。

◆ TNF 與 IL1 的分泌受 omega-3 多不飽和脂肪酸的調節，已知它在發炎及免疫過程的調節中是重要的，這項發現證實，良好的營養在維持健康方面有其需要。紅血球中的 omega-6/omega-3 比例。這些脂肪酸對健康都很重要，因為已知 omega-6 會促進發炎反應，而 omega-3 是抗發炎的。omega-6/omega-3 的比例應該小於 3，但不能小於 0.5，這樣可能會增加出血的風險。

荷爾蒙狀態

甲狀腺激素

甲狀腺功能障礙在阿茲海默症中很常見。當甲狀腺功能下降時，甲狀腺刺激素（thyroid-stimulating hormone, TSH）會增加，導致甲狀腺產生更多的激素。這就是為什麼高 TSH 可以表明甲狀腺功能低落（甲狀腺功能低下症）的原因。

所謂的 TSH 正常值介於 0.4~4.2m IU/L 之間。數值大於 5 表示甲狀腺功能減退。所有新陳代謝都會慢下來。

當 TSH 小於 0.01 時，我們處於甲狀腺亢進的狀態：一切都在加速，因此需要減緩腺體的作用。

游離 T3（或三碘甲狀腺素）是一種有活性的甲狀腺激素，但它的壽命很短：它的分子在 1 天後就會消失。最佳值為每毫升 3.2~4.2 pg/ml。

游離 T4（或甲狀腺素）本質上是甲狀腺激素的儲存形式（取決於新陳代謝，它被身體轉化為 T3）。它的使用期限約為 1 週。最佳值介於 1.3~1. 奈克每公合（ng/dl）之間。

不建議使用左旋甲狀腺素（Levothyrox），它只會刺激活性很少的 T4 激素。

來自 Phyt'Inov 實驗室的 Thyrégul 則是首選。它包含 6 個可將 T4 轉化為活性 T3 的輔助因子：每天服用兩顆膠囊。

這方面的內容，可閱讀我的《甲狀腺疾病》（*Les Pathologies de la thyroid*）一書

雌激素及助孕酮

雌激素（雌二醇、雌三醇與雌酮）以及助孕酮在認知功能中的作用，有時會引起爭議，但它們的作用很明顯！它同時也是預防失智症的關鍵因素。

在缺乏雌激素的狀態下，患阿茲海默症的風險會變為 2 倍。當雌二醇對上孕酮的比例上升時，會誘發認知障礙。

在這方面要達成以下目標：

◆ 雌二醇：50~250 μg/ml
◆ 助孕酮：1~20 μg/ml
◆ 雌二醇與助孕酮比：10/100

壓力的生物效應

壓力存在於我們的日常生活中；它可以是一個推進器，但當它變成慢性時，就會是認知能力下降的首要因素之一。

當壓力情況持續存在時，記憶力下降會惡化。一開始，壓力會導致壓力激素——腎上腺素激增。但在慢性壓力下，腎上腺素讓位給另一種激素——皮質醇，當皮質醇過量時，會破壞大腦的正常功能。

孕烯醇酮

孕烯醇酮（prégnénolone）被認為是主要的類固醇激素。它會產生性類固醇，像是雌二醇和睪固酮，以及壓力激素，例如皮質醇及脫氫異雄固酮（dyhydroe-piandrosterone, DHEA）。在壓力上升的時

期，孕烯醇酮會產生壓力激素，從而阻止產生最佳程度的性激素。

孕烯醇酮會保護神經元：當它濃度偏低時，就會成為認知能力下降的風險因子。

皮質醇

高濃度皮質醇帶來的後果，是發動新陳代謝的作用，它會：

◆ 干擾碳水化合物（醣類）的代謝，這是神經元（能量）的必需營養素；
◆ 使鈣進入細胞，從而產生鈣化並干擾神經元的作用。鈣進入細胞會造成鎂離開細胞，接著被腎臟排出，造成嚴重的缺鎂；
◆ 擾亂神經傳遞物的功能並耗盡其儲備。高濃度的皮質醇會損害神經元，使得慢性壓力成為海馬迴退化的重要因素，進而導致認知能力下降。因此，仍然需要進行一些血液檢查，以確定認知功能的某些相關數值是否太低。

脫氫異雄固酮（DHEA）

DHEA 被認為是一種「神經類固醇」，可在壓力下進行「動員」。它通常以 DHEA 硫酸鹽的形式被測量。

另外，亦可在 24 小時內收集到的血清、唾液或尿液皮質醇中，測量到孕烯醇酮與 DHEA 硫酸鹽。

這裡要達成的目標為：

◆ 早晨皮質醇：10~18 μg/dl；
◆ 孕烯醇酮：50~100 μg/dl；
◆ DHEA 硫酸鹽：女性 350~430 μg/d1，男性 400~500 μg/dl。

神經代謝：生物標記

這是在腦脊髓液中進行的測試，以下為正常數值：

◆ β－類澱粉胜肽 1-42：500-1500 pg/ml；

◆ Tau 蛋白總量：100-450 pg/ml；

◆ 磷酸化 Tau 蛋白：小於 60 pg/ml；

◆ IATI 指數[3]：大於 1.2。

如何檢測神經或精神疾病？

我們有 3 項測試能鑑定憂鬱症及全部的行為與精神障礙（躁鬱症、自閉症、阿茲海默症、過動症、精神分裂症等）。

組織胺

組織胺是一種神經調節劑，可於突觸之神經傳遞物釋放處執行負回饋。檢測血液中組織胺的劑量，得以鑑定甲基化的缺陷。的確，這是因為在生理條件下，組織胺會轉換為甲基化組織胺。

在低甲基化的情況下，血液中的組織胺濃度仍然很高；反之，在高甲基化的情況下，組織胺的濃度會降低。

組織胺的最佳濃度在落在 400~800 ng/l 之間。

當組織胺濃度升高（histadelia）時，神經傳遞物的釋放減慢且其值下降。當組織胺偏低時（hystapenia），神經傳遞物的釋放加速且其值增加。

3　譯注：為 Innotest Amyloid Tau Index 之縮寫。

低甲基化主要經由提供甲基的共通供給者 S- 腺苷甲硫胺酸
（S-adenosyl methionine, SAM-e）來修正。

高甲基化主要經由提供維生素 B 群（B3、B6、B9、B12）來修
正，這些維生素能活化去甲基化酵素。

銅／鋅比

這個數值必須小於 1.2。

由於兩者都對健康不可或缺，因此它們的研究都很重要。鋅離
子被電子「填充」而銅離子沒有足夠的電子，結果，銅在含有它的
許多蛋白質中去攜帶電子，並產生破壞膜的自由基來源。

存在於 300 多種不同蛋白質中的鋅，不會產生自由基。

尿紫質

數值通常小於 200 μg/l。

尿紫質是由遺傳或後天性的血基質[4]合成異常所產生的代謝物：
能以它鑑定出環境毒素（重金屬、苯、異源物、酒精等）、自由基
種類的過度產生、傳染原（萊姆病、肝炎、HIV/AIDS、皰疹等）。

過量產生的隱吡咯，會吸收鋅與活化形式的維生素 B6（磷酸吡
哆醇，或稱 P5P），導致體內這些用於合成神經傳遞物的必需營養素
減少、耗損。

能用維生素 B6 與鋅來修正缺陷，它們可以降低尿液中尿紫質
的濃度，有助於改善症狀。

生化異常的修正必須因應每個人的需求，最佳劑量可能因人而

4　注：血基質含鐵，為組成血紅蛋白的成分。紅血球細胞帶有這種紅色色
　　素，並允許氧氣從肺運輸到其他組織。

異，並會考慮患者病情的演變以進行劑量的平衡。

　　相關內容可閱讀我的著作《當大腦失靈了》（*Quand le cerveau déraille*）或《壓力、憂鬱與行為障礙》（*Stress, dépression et troubles du comportement*）等著作。

第 **5** 章

大腦與神經元的回顧

　　如此多的傳說、神秘與幻想圍繞著大腦，它支配我們所有的行為與思想。相關神經系統由以下組成：

◆ 中樞神經系統：由佔據顱骨的腦及其延伸部分（在脊柱內往下的脊髓）所組成；

◆ 周邊神經系統：由與腦相連的腦神經和與脊髓相連的脊神經組成；

◆ 自律神經系統[1]：控制無意識的自動生理功能，包括 2 個作用相反的部分——交感神經系統與副交感神經系統。

　　然而放遠來看，神經系統卻是依據以下原則，以一種簡單的方式來運作：由外在與內在環境傳入的感覺訊息，抵達作為整合中心的中樞神經系統。它會處理訊息並傳出運動反應。訊息、整合以及反應牽涉到細胞網絡，它經由電與化學性的訊號，在細胞間相互交

1　譯注：包含在周邊神經系統當中。

流。

大腦的演化

數百萬年來，我們的大腦發生了巨變。

爬蟲類的大腦

這是我們大腦古老的樣貌，在這裡可以找到物種生命的「本能」與規劃，是求生天性之所在。它是無意識且無情緒的。像是蛇、烏龜等動物，皆停留在此階段。

大腦邊緣系統

根據原腦的系統化，邊緣系統由一組非常深的神經中樞組成，位於大腦中央且彼此大量連接，但也與相關皮質區、視丘、下視丘和前額葉區相連。

在功能上，邊緣系統區域負責組織基本的本能行為並表達情感和動機，確保能保護個體與物種的生存。這也是屬於本能的範圍。

簡短來說，它負責三個主要功能：

◆ 生活（飲食的動機）；
◆ 生存（在有威脅的情況下可能產生的兩種相反行為 —— 戰或逃 —— 即捍衛或自保的本能）；
◆ 繁殖（性）。

邊緣系統的解剖學

根據系統發生學，它符合原腦及古腦的關聯。因此，它形成了低嗅覺性（macrosmatique）哺乳動物的嗅腦，對他們而言嗅覺是不可或缺的功能。在人類中，嗅覺功能降低，但所有其他邊緣葉功能皆保留。

它包括以下組成：

◆ 嗅覺系統；
◆ 腹側海馬迴；
◆ 杏仁核。這是一個灰色的核，位於顳葉深部的鉤回。它是大腦的一部分，涉及情緒、情緒學習與記憶。這個區域也受疾病病變影響。

海馬迴

海馬迴因其形狀而得名，讓人想到垂直游泳的小魚。這個區域僅拇指那麼大，專門儲存個人與自傳式的回憶。

它是大腦中一個非常古老的部分，由三層神經元組成，不像大腦其餘部分有六層。它是我們祖先，爬蟲類，所留下的遺產。

我們感知到的一切都儲存在海馬迴中，這讓我們得以將其保存在當下這一刻之後的記憶裡。

海馬迴對於地理及時間的記憶能力是一輩子的。另一方面，它記憶（所經歷過或所想到過的）內容的能力，則短暫地侷限在 1 天左右。

沒有海馬迴，我們可能就無法記錄下新的事件或想法，可能也無法記住過去的那些。

因此，海馬迴也必須能持續生長，同時產生數千個神經元。這種機制稱為神經發生。神經發生主要處於海馬迴的入口（在嗅球的一小塊區域上）。

位於第一線的海馬迴

美國馬克・吉爾伯森（Mark Gilbertson）博士的團隊，針對前越戰士兵進行研究，發現因為暴力情況所產生的創傷後壓力症，可能與大腦中一個部分（即海馬迴）的縮小有關。

研究人員著手測量雙胞胎中此一器官的大小，其中只有一位曾經歷過戰鬥。他們發現，患有創傷後壓力症的雙胞胎，其海馬迴體積明顯小於他的兄弟（《自然神經科學期刊》〔*Nature Neuroscience*〕，2002 年 11 月）。另也觀察到，海馬迴也會在服用可體松的幾年後「變窄」。

大腦

大腦的解剖結構，從表面到深層處分為幾個部分：腦膜、大腦本身和充滿腦脊髓液的腦室，由由大腦半球、間腦、腦幹等幾個部分組成。

從功能的角度來看，我們可以很概括地區分出三個主要區域：

◆ 第一個包括皮質，它圍繞著大腦半球內側與下側的胼胝體（邊緣系統）。這些區域從身體內部結構接收訊息，並在注意力、情感生活以及記憶中發揮重要角色；

◆ 第二個區域由大腦半球的後部組成，它分析來自外界的訊息（視覺、聽覺、觸覺等），並將這些訊息相互連結。這些有連結的區塊是作為語言功能、行為執行（實踐）、聲音／物體／臉

部辨識（辨別力）的基礎；

◆ 第三個部分由額葉組成，額葉依據前兩個部分接收到的訊息，
規劃、組織並控制我們的行動。

大腦半球

它們構成大腦的上部，大腦有約 80% 以上的質量來自這裡。

兩個大腦半球（左與右）被縱裂所分開，大腦鎌沉入縱裂，但
在縱裂的底部，它們經由一條巨大的連接「電纜」——胼胝體——
接合在一起。

每個半球由 3 個區域組成。

◆ 灰質的「皮層」，為大腦皮質，由神經元的細胞體組成；
◆ 白質，位在深處，由有骨髓的軸突所組成；
◆ 基底核，由灰質小島組成，散佈在白質中。

儘管兩個半球在解剖構造上看來相似，功能上卻不相同，但確
實有一個左腦及一個右腦。

左半球接收感覺並控制右半身的運動機能，反之亦然。在慣用
手為右手的人之中，左半球佔有主導地位（右半球則為次要）。

一個半球的四葉

從外部看，皮質類似核桃且具有突起，腦迴被不同深度的腦溝
隔開。腦迴讓皮質的表面增加，大約為 2 平方公尺（相比之下，如
果皮質是平滑的，表面則小於 150 平方公分，像是大鼠的皮質）。

深的腦溝將大腦皮質「劃分」為四葉，每一葉都以它所在的顱
骨命名——前側的額葉、後側的頂葉與枕葉，以及靠下方的顳葉。

兩個大腦半球透過神經元的延伸相互連接。這些神經元確保它們擁有綜合功能，並接合兩半球，它就是胼胝體。

顳葉

這是大腦皮質的外側區域，會接收聽覺訊息並管理近期學習與即時記憶。這個區域與邊緣系統相連。這些結構的受損，會產生短期的記憶障礙並且難以記住近期事件。此外，患者可能會在熟悉的環境裡迷路。他的詞彙量下降，再也找不到適合的詞。之後，對於辨識已知的臉孔、物體與地點，他會有所遲疑。

頂葉

它是位於大腦皮質中上部的一個區域，涉及空間訊息處理、定向感、身體影像訊息的構成，以及嚴密組織動作等功能。

額葉

這是大腦皮質的前部區域，參與規劃與高層次的思考。因此，它使我們能夠起始、規劃並組織我們的行動。社會行為、社會準則都由額葉所控制，它的受損會導致判斷出現障礙。

大腦皮質

它代表神經系統的「樂團指揮」，匯集所有高層次的功能，如以下所列。

◆ 自主運動的起始與控制；
◆ 感官知覺：觸覺、痛覺、溫度覺、聽覺、視覺、味覺、嗅覺；
◆ 心理活動，包括記憶、語言、理解以及學習、推理、思考等。

大腦皮質有五種功能區。

◆ 感覺區：接收與「解讀」來自於周圍所有的感覺訊息；
◆ 嗅覺區：位於顳葉深處，接收來自鼻腔、由氣味觸發的脈衝，這些脈衝經由嗅覺神經(第一對腦神經)的神經纖維傳送到大腦；
◆ 味覺區：位於主要體感覺區的下方部分、中央溝的上方，它使味覺經由舌頭表面的感受器所產生的脈衝而被感知到；
◆ 運動區：管理自主運動；
◆ 聯合區：為複雜心理活動的起源。

大腦被分為 2 個地帶：

◆ 外部的灰質：有許多皺褶或絨毛，位於大腦外圍。其厚度為 1.3~4.5 公釐。它有許多血管，被稱為「大腦皮質」，是由神經元本體與細胞核所組成；
◆ 白質：由連接神經元、被包裹在富含脂肪的鞘裡的神經纖維所組成。

因此，人的大腦表面並非光滑且均勻。相反，它有非常多折疊處，這也讓它有更大的表面及更大量的灰質，所有神經元本體都位在那裡；而白質與骨髓中只有軸突，也就是這些神經元的延伸。大腦的外部表面越廣，神經元就越多。

神經元

大腦的主要組成元素是神經元。其餘則由神經膠質細胞（星狀細胞、寡樹突細胞、微膠細胞、室管膜細胞、許旺式細胞等），或

是負責供給養分並保護神經元的支持細胞所組成。我們的大腦中約有 300 億個神經元，並有約兩倍多的神經膠質細胞。

一個神經元由幾個部分組成。

◆ 細胞本體：包括細胞質的主要部分（被細胞膜所包圍），以及含有 DNA 的細胞核；

◆ 樹突：由起始於細胞本體的分支所組成，並與許多其他神經元有連接；

◆ 軸突：自細胞本體延伸，可達 10 多公分，經由突觸與下一個神經元連接。神經脈衝沿著軸突流通，到達突觸時觸發神經傳遞物並被釋放到突觸之間的空間。這種神經傳遞物逐漸前進到下一個神經元，觸發沿著軸突的神經脈衝，一直到下一個突觸，以此類推。

一切從神經元開始……

「電流」讓大腦能協調運動、控制呼吸，也能表達飢餓、痛苦、喜悅或悲傷……只要它可以流通。

大腦活動始於一種刺激：來自五種感官之一的想法或資訊。當這種刺激到達腦，它會將訊息發送到身體的其餘部位。大腦接收或發出的所有這些訊號，都在脊髓中被傳遞。

每個組成都有特定的角色，但電流始終是傳遞資訊的載體。

數以千計的樹突將神經元連結在一起，構成了人體的「電力網」。儘管神經元彼此非常靠近，但它們並未互相接觸。它們之間的微小空間稱為「突觸間隙」。

因此，電流是由神經傳遞物產生的，這些神經傳遞物固定在被比喻為「鎖」的各種特定接受器上：每個接受器只適應一把鑰匙。

一旦化學介質（médiateur chimique）固定到它們的接收器上（當鑰匙插在鎖裡時），交流就被建立起來。因此，這些介質確保電訊號發送的執行，將能量及訊息傳遞到身體其他部位。

神經元資本

我們與生俱來的「神經元資本」會隨著人的正常衰老而減少。然而，與過去看法相反，一些神經元已被證明能夠在出生後從幹細胞發育：這就是神經發生。這種現象與大腦的某些區域有關，像是海馬迴。

我們將在有關大腦可塑性的章節中討論這一點。

神經傳遞物

當每一個神經元都正確地被進行規劃，以產出、發送並接收特定的化學介質時，大腦與身體的其他部位就會發揮最佳運作。

對我們身心平衡不可或缺的四種主要化學介質是：

- 多巴胺：促使我們開始行動；
- 乙醯膽鹼；
- γ－胺基丁酸（GABA）；
- 血清素：寧靜激素。

它們共同組成我們大腦的密碼。每種化學介質都會產生獨特的電路圖，可以將其視為腦波。這些腦波及其相互關係的研究，為解釋各種生理與腦部症狀提供所需數據，之後可能就能指出具特定生化失衡的功能障礙。

在阿茲海默症中顯示出的眾多神經傳遞物異常裡，目前有可能作用在他們之中的兩種上面：乙醯膽鹼（ACh）缺乏以及麩醯胺酸（Gln）過量。

阿茲海默症的特徵是乙醯膽鹼減少，以及某些乙醯膽鹼細胞接受器（稱為菸鹼接受器）異常。這種減少是分解乙醯膽鹼的酵素——乙醯膽鹼酯酶（AChE）——所造成的。

血清素是我們的寧靜激素。它能讓我們管理我們的壓力、情緒和平衡，但同時也能抑制住我們的衝動。它還能調節食慾（限制吃零食）與睡眠，並限制不耐煩與煩躁感。

為了有足夠數量的這些神經傳遞物，必須添加……

①這些激素的前驅物（胺基酸）：

◆ 膽鹼、磷脂醯膽生僉或乙醯膽鹼的磷脂醯絲胺酸，這些物質主要存在黃豆卵磷脂中；
◆ 色胺酸或 5- 羥基色胺酸是血清素的前驅物，少量存於魚、穀物、白花菜、鳳梨、香蕉、花椰菜、菠菜、核桃、黃豆、紅蘿蔔、巧克力、綠豆中。

②一些好的脂肪、omega-3 與 omega-6 不飽和脂肪酸以及磷脂。它們將可合成前驅物並讓膜可以良好流動，使前驅物在突觸中被排出。

③良好的腸道消化及微生物相。

④輔助因子的存在是必要的，例如鎂、鋅、銅以及維生素 B6 與 C。

⑤抗氧化劑的存在，將保護會接收神經傳遞物的膜接受器。

所有這些元素都應該被考慮在阿茲海默症裡，因為所有神經傳

遞物對於大腦的平衡與正常運作都很重要。乙醯膽鹼與血清素似乎是這種疾病中最受干擾的兩種神經傳遞物。因此，最好透過服用前驅物，優先預防它們的減少。

血腦屏障的破壞

在抗原與其他侵略性元素的進攻之下，血腦屏障的逐漸破壞與氧化壓力的嚴重程度成正比，受損的嚴重程度從周邊神經的軸突開始，接著是中樞神經系統的神經軸突，一直到神經元的本體。在腦部，抗原（攻擊者）對特定接受器（或神經傳遞途徑）的親和力會優先導致受損，這些接受器有：

◆ 符合沙爾科氏病（或稱漸凍症〔ALS〕）的髓質尼古丁接受器；
◆ 皮質尼古丁接受器（阿茲海默症）；
◆ 多巴胺接受器（帕金森氏症）；
◆ 所有接受器（漸凍症及其他器官性腦脊髓症候群）。

第 **6** 章
不同類型的記憶

　　這種疾病導致的大腦功能障礙，表現為三種類型的症狀：認知（智力）障礙、性格與行為的改變，以及對日常生活的影響。

　　認知功能是使我們能夠理解世界並對其採取行動的功能：記憶、語言、動作執行、物體與人的辨識、抽象化、規劃、控制任務及其目標的能力（執行功能）。簡而言之，是一襲具智慧功能的新外衣。

　　雖然記憶障礙在整個疾病過程中仍然占主導地位，但其他功能的受損則或多或少是早期就會發生的，其強度因患者不同而異：他們其中的某一些很快就會出現語言困難，而其他人則很晚才會出現。

　　認知的功能讓個人與外界，他周圍的人、他的環境、他的社交圈協調地融合。這些功能裡的一項位於中樞，它就是記憶，其角色是獲取、儲存並使用收集到的各種資訊。其他的輔助功能則有注意力、語言、創造、推理以及視覺空間的功能，這些功能將使人們能夠在空間與時間裡定位自己。

　　這些功能與腦迴有關，尤其與顳葉的內部及額葉的前部有關。應該知道的是，若沒有其中一個功能，另一個便無法工作。當阿茲

海默症在最一開始出現時，記憶功能並非唯一受影響的，這些障礙還會影響語言、空間及時間的定向，以及行為。

記憶並非只有單獨一種，而是有好幾種。特別是，一開始短期的、短暫的記憶，它與長期的、確定的、永久的記憶連繫在一起。

記憶的組成是多重的，涉及同時調動主要記憶區域裡不同且相互有關的功能。

但必須明白，症狀類別的這種區分是為了方便展示，因為不同種類的症狀並非彼此獨立，它們會互相影響。因此，情感障礙（情緒低落、憂鬱）的存在會限制日常活動，因而反過來降低自尊並顯現或強化憂鬱的想法，最後造成認知功能障礙惡化。

不同症狀的發生頻率與嚴重程度因疾病階段而異。從外界的訊息開始，記憶在時空中演進。

五種記憶系統

記憶是奠定於五種記憶系統，它們涉及不同種卻又彼此有關的神經網絡：

◆ 感知記憶或感覺記憶
◆ 工作記憶或短期記憶
◆ 語意記憶或長期記憶
◆ 情節記憶
◆ 程序性記憶

這個複雜的整體對於身份、表達、學問、知識、思考，甚至每個人對自己在未來的想像，都不可或缺。

1. 感知記憶或感覺記憶

感知記憶取決於人的感覺模式，尤其是視覺方面。這種記憶在個人不知情的狀況下，會發揮很多作用，它在不知不覺中讓圖像或噪音保留下來。受益於視覺性座標，這種記憶讓人們出於習慣地回家。此外，這類型的記憶也讓面孔、聲音、地點及氣味被記住。

此類記憶與視、聽、嗅、味、觸等五種感覺有關，它會無意識或有意識地（如果我們不將感覺說出來）儲存整體資訊。

來自外界的資訊，被我們所有極敏銳與高效的感覺接受器所接收。

每一個感覺器官藉由感覺接收器居中接收感覺資訊，確保將這些資訊傳送到特定的大腦區域。

傳送到的資訊會非常簡短地被分析。當我們思索來自外界的大量資訊以及它們在智慧上豐富我們的能力時，這項操作是必要的。不幸的是，這種感覺記憶只能持續幾毫秒。至於視覺感知，則是200 毫秒左右。

資料處理

感覺記憶，無論多麼短暫，都由工作記憶接收，也稱為短期記憶。

2. 工作記憶或短期記憶

短期記憶的概念，被工作記憶的概念所取代：它能在處理資訊所需的時間內將其保留，例如在撥打電話時記住一個電話號碼，或是在理解所需的時間內記住一個句子、一個段落。

工作記憶其實就是「現在」的記憶。它讓資訊能保留幾秒，甚

至 10 幾秒。它在任何時刻都持續被需要著。在大部分情況下，與工作記憶相關的神經生物學機制，不會讓這一類資訊被長期儲存：資訊相關的回憶很快就會被遺忘。然而，工作記憶系統與長期記憶系統之間，存在交互作用。

這兩種記憶能讓某些事件被記住，因而在面對某些當前情況時，能讓舊回憶浮現，以便能適應地更好。

工作記憶是每天必需的，它能在短時間內整合資訊，即使這段 20~30 秒左右的短時間遠不及感覺記憶短促。

一旦經過短期記憶的處理，資訊就會被儲存在長期記憶中。

3. 語意記憶或長期記憶

語意記憶能獲得關於自己（自身故事、個性）及世界（地理、政治、時事、自然、社會關係與專業經驗）的一般知識。它是學問及知識的記憶，關乎能被我們意識使用並能表達出來的個人資料。這整組記憶在很長的一段生命期裡有所發揮，目的是為了將資訊「留下記憶痕跡」並使其在需要時維持可用。

所見過、聽過、聞過、摸過、嘗過的那些，最終都將被永久記錄在長期記憶裡。

這種記憶的放置取決於記錄過程的起點。

如果起點是由文化的或一般知識所組成，在過程結束時，與其相符的長期記憶稱為「語意記憶」，整個知識領域會永久地被大腦所記住；若起點是由陳舊、局部的記憶所組成，與其相符的永久記憶稱為「情節記憶」，它與在個人生命裡永遠被大腦記住的特定事件有關。

4. 情節記憶

　　情節記憶是外顯記憶的一種形式，它可以讓人記住過去的時光（自傳性事件）並預設未來。事實上，當一個人被要求回想過去幾個月發生的回憶，或想想下一個假期，以想像在那會發生什麼時，相同的大腦迴路會被活化。情節記憶的細節會隨著時間而流逝。不同生活事件的共同特徵會互相合併，成為不再與特定事件相關的知識。因此，一段時間後，大多數情節記憶都會轉化為一般知識。

　　氣味的回憶，以一種特別清晰的方式反映出與其相關的事件，屬情節記憶。同時，這也是一種「普魯斯特現象」，普魯斯特的作品說明了嗅覺在自傳性記憶裡的重要性，他認為嗅覺的回憶是記憶的最後堡壘。

　　情節記憶使我們能記住過去的事件，並預測即將發生的事件（安排他的下一次假期、生日或想像他的下一次旅行）。

　　語意及情節這兩種永久記憶，被形容為有陳述性並外顯的記憶型態。的確，人們為了在庫存[1]裡挖掘些什麼，總是有意識並且有意圖地回想資訊。當我們對這些記憶有所質疑時，可以把答案說出來。

5. 程序性記憶

　　程式性記憶是自動化的記憶[2]。它讓人們能在開車、走路、騎腳踏車或滑雪時，不需要每次都重新學習。藝術家及運動員特別需要這種記憶，以獲得完美的程序並達到卓越。這些過程無意識地、不著痕跡地進行。人們無法真正解釋自己是如何做到的，為什麼他在

1　編注：在此比喻大腦所儲存的所有回憶。
2　編注：又稱「內隱記憶」。

滑雪板上能維持平衡或能在不摔跤的前提下下降。這些動作是在沒有意識控制的情況下完成的，而神經迴路是自動化的。

阿茲海默症特徵性的記憶障礙，與情節記憶裡缺乏新資訊的記憶有關，而語意記憶及程序性記憶則能被長久保留。

長期記憶的目的，是將資訊在大腦的生物電運作中「留下記憶痕跡」，並確保資訊能長存、變成永久的，並且能按需求使用。為了達成這一目標，長期記憶過程的幾個起點裡面，有幾條途徑存在。

網絡運作

從神經學的觀點來看，大腦並沒有「一個」記憶中心。不同的記憶系統會使用不同的神經網絡，能透過醫學影像，在記憶或收集各種資訊的任務期間觀察到它們。

儘管如此，這些網絡仍然互相連接並密切合作：同一個事件能有語意與情節的內容，而同一件訊息可以既外顯又隱晦地呈現。

一段回憶的逐漸發展

第一個出現的記憶問題與「記憶的置放」有關：「他記得過去，但他忘了人們對他說的一切，忘了他剛剛做了什麼。」這是關於近期事件的記憶（立即性記憶）。患者會忘記幾分鐘前給出的訊息，無法記錄當下、無法學習新的事物。

標記出一段回憶的旅程，分成四個階段：編碼、儲存、鞏固，以及最後的重建或恢復。

這種多階段劃分，特別針對情節記憶進行了研究，情節記憶會接收並儲存特定時間內、特定地點中所經歷事件的相關資訊。這種

劃分受益於功能性大腦影像學。

1. 編碼

任何新資訊都透過感覺器官到達大腦。它被處理、編碼並轉換成可能被儲存的記憶痕跡：這是第一階段，稱為「編碼」，尤其需要左額葉皮質。編碼過程的效率，取決於個人的警醒程度、動機與情緒狀態。

根據目前最普遍的理論，與我們的活動、動機有關的資訊，必須被翻譯成神經系統的語言。在這些資訊中，有些只在短時間內有益處且很快就會被刪除。這種短期記憶非常受時間（10幾秒到1、2分鐘）及其內容（藉由立即重複的能力來衡量，例如，依照被排列而成的一系列數字的順序複誦出來）所限制。

2. 儲存

編碼後，資訊將永久被儲存。這個儲存階段做的是資訊的保留，在新皮質中完所成，只有在鞏固階段運作正常時才有效。

好處更為持久的資訊，在以記憶痕跡的形式被儲存在長期記憶之前，會經過一個鞏固的過程。這種記憶在時間以及它能包含的資訊量方面，是無限的。

透過大腦影像學很難觀察到儲存過程，因為它屬於長期鞏固機制的範圍。儘管如此，海馬迴似乎在一些明確資訊（與不同皮質結構有關）短期且更為持久的儲存裡發揮著核心作用。

人之所以能做到熟記，是由於記憶系統中神經元之間連接的改變所造成：我們所說的是突觸的可塑性。當訊息到達神經元時，會產生蛋白質並將其發送到突觸，以加強它們或創造新突觸。這會產生一個特定的神經元網絡，與被銘記在皮質的回憶相關聯。因此，

每個回憶都與彼此連接的神經元終中時空活動的獨特結構相對應。這些表現最後分佈在極端複雜的龐大神經元網絡中。

這些網絡的定期和反覆活化，可能可以加強或減少這些連接，從而鞏固記憶，或反而忘了它。重要的是要注意，除了病理情況外，「遺忘」與記憶的正常運作有關。

在衰老的過程中，突觸的可塑性降低，連接的改變更加短暫，這可以解釋為何越來越難以將訊息保留下來。

3. 鞏固

為了成功做到鞏固，海馬迴開始發揮作用。

它是大腦裡一個非常深的結構，位於顳葉的內側；顳葉是大腦最古老的區域之一，靠近情緒中心（杏仁核）。幸虧有它，短期記憶能成功轉換為長期記憶。

海馬迴原來是一個十字路口、一個過境區，它組織來自大腦的資訊，並使臨時拷貝永久化。它是神經迴路的一部分，神經迴路的角色是分配永存存於新皮質中與回憶相關的資訊。它是一個名副其實的記憶資訊轉換器——轉接頭。

我們感知到的一切都儲存在海馬迴中，讓我們得以將其保存在生命當下以後的記憶裡。

海馬迴對於地理及時間的記憶能力是一輩子的。相反地，它對於記憶起內容的能力，也就是說所經歷過或所想到的，則短暫侷限在幾個小時內。縱觀我們的演化史，當我們有另一個儲存空間，即我們位於新皮質中的長期記憶時，海馬迴就不需要更多的記憶容量。我們的新經驗會先到達海馬迴，接著被轉移到長期記憶中。這個操作在深層睡眠期間執行。我們的意識的確必須要被停止作用，否則夢想和現實會混淆，並可能導致幻覺或混亂狀態。

4. 重建

在生命的每一刻，每個人都希望能在他的記憶中進行挖掘，以重建回憶。當回憶自動顯現時，這項操作會號召海馬迴。當恢復需要心力時，會涉及右額葉的皮質。

儲存的資訊之後能被以回憶或行為的形式來恢復，無論是始於純粹的內在線索，也就是所謂的「自由回想」（聽了一首似乎熟悉的歌曲，並試著記住歌手的名字），或者始於回想時所出現的外在線索（例如朋友或同事在場），又或是當資訊再次出現時（這是辨識的過程：名字被提及的人回來了）。

為了使記憶具備高效能，構成回憶的所有元素必須「像拼圖一樣被重新組裝」。因此，資訊越是被正確儲存，並有良好的編碼、建構、組織，則越容易收集到這些不同元素並盡可能更完整地恢復回憶。所有這些結構元素，都是任一種記憶強化方法的先決條件。

當轉換失敗時

如果海馬迴的細胞與錐狀細胞被損壞或摧毀，則不會發生轉換與適應：資訊被遺落了。這就是阿茲海默症發生的事，神經退化的過程會損壞海馬迴中的細胞，並使學習與熟記徒勞無功。

阿茲海默症特徵性的記憶障礙，與情節記憶裡缺乏熟記新資訊的能力有關，而語意記憶及程序性記憶則能被長久保留。

第 **7** 章

疾病的演變

　　如果疾病的進展無可避免，它仍然會緩慢發生，但速度會根據患者及情況而有所不同。不幸的是，沒有能預測這個進展速度的方法。

　　通常，失智症根據嚴重程度區分三個階段：輕度、中度、重度。但這些階段的定義相當模糊，並根據是否考慮到認知缺陷的嚴重程度或對日常生活的影響，而有所不同。

　　由於這種疾病在被知道的一開始非常不引人注意，且在臨床症狀出現前的 10~20 年以前就已開始，因此 95％ 的病例更常出現在 65 歲左右。這是這種疾病的偶發型，並無其他直系家庭成員受此病影響。其餘 5％ 的病例符合家族型，且開始得更早，在 65 歲之前。

　　在記憶力出現障礙時，必須事先區分哪些屬於正常，哪些則屬於阿茲海默症的範疇。

「良性抱怨」

　　日常生活中遇到記憶困難（例如忘了一個人的名字、鑰匙放在

哪裡、車子停的位置等）在任何年齡都是常見的。

所有這些困難會隨著年齡增加，阿茲海默症也是如此。它們存在於 70~80% 年齡在 70 歲以上的受試者中。當留意到您的父母有這些不同症狀時，便會擔心是阿茲海默症的開始。

這些毛病被稱為「良性抱怨」，這只意味著抱怨本身，並不表示有大腦疾病，也不代表有發展成阿茲海默症的特別風險。

事實上，良性抱怨的記憶障礙，與早期阿茲海默症裡的記憶障礙大不相同。

阿茲海默症的起點

最一開始，要談及所謂的「病前」階段，平均可以持續 3、4 年。它的特徵尤其是漸進式的記憶缺陷，這能經由神經心理學測試來證明。除了簡單的記憶問題（良性抱怨）外，其他智力功能都廣泛保留，對日常生活並不會有影響，或是無關緊要。

阿茲海默症可概括地描述為 3 階段，具體取決於這些障礙對日常生活的影響。

① 起始階段：其特點是有輕微的記憶、注意力、語言及性格障礙。這種狀態會導致社交生活困難。這是輕度階段，MMSE 評分超過 20。它標記著疾病的開始。受到影響的人保留他們大部分的能力，並能預期未來。在大腦中，只有海馬迴區域開始萎縮，這就解釋了為何疾病最初徵兆是記憶障礙。

② 狀態階段：其特點是記憶、時空定位有明顯障礙，並且易怒。這種狀態在日常生活中造成很大的困難。這是中度階段，MMSE 的分數落在 10~20 之間。認知能力及記憶力開始惡

化。日常生活的某些行為需要幫助。患者開始意識到自己的缺陷，因此會非常痛苦地經歷它。在大腦中，萎縮則進展到顳葉與前額葉皮質的相關區域。

③ 晚期或重度階段：其特徵是失去自主性、交流障礙、運動障礙，以及營養不良。在此期間，日常生活的所有行為，包括最簡單的行為，都會完全無法自理。MMSE 分數低於 10。已失去大部分的認知能力，而且日常生活的所有行為都需要陪護。患者不再意識到有記憶障礙。在大腦中，整個皮質都遭受影響。

認知缺陷是疾病的核心

國際上的一項廣泛共識，是使用來自美國的評分量表定義疾病的嚴重程度。

簡短智能測驗【詳閱第 39 頁】是快速檢測認知缺陷的黃金標準測試；該量表定義的階段僅為指標，它是一個有用的量表，能將阿茲海默症的不同階段客觀化。

MMSE 總分為 30 分，每個正確答案得 1 分。得到的分數越多，離阿茲海默症就越遠。

若得到 25~28 分，應懷疑有輕微主觀缺陷。紅線位在 24 分，如果最終分數低於 24，則需懷疑有大腦受損並提出專門評估。

低於 24 的分數，一般會考慮個案顯示出與失智症相符的認知障礙。20~24 分定義為輕度失智症、10~19 分為中度失智症，低於 10 分則為嚴重失智症。然而必須強調，低分並沒有診斷價值：它只顯示出認知表現能力的下降，這絕對不是阿茲海默症特有的表現。此外，分數並非總反映出認知缺陷的嚴重程度，例如患者有語言障

礙 [1]。

與所有神經退化性疾病一樣，阿茲海默症的大腦病變，既潛伏又非常具漸進性。階段的定義是障礙變異性的近似值，取決於患者及使用的評估準則。某些神經科醫師在疾病發展中區分出 4 個階段。

▼ 第一階段：臨床前時期

MMSE 分數超過 20。

在第一時期，大腦病變的形成非常緩慢，沒有任何臨床症狀：這是完全沉默的臨床前時期，持續時間估計為 15~20 年，甚至更長。

只有運用最精密的醫學影像學（正電子發射斷層掃描，或稱 PET 掃描）才能在很早期，客觀呈現大腦裡兩項可觀察到的事實：β - 類澱粉蛋白的消除缺陷造成其累積並變得有神經毒性，以及某些大腦區域（海馬迴與杏仁核）的葡萄糖消耗量下降，尤其是與記憶及認知相關的區域。

早期症狀常被誤認為是衰老的正常影響，但廣泛的神經心理學測試，可以在一個人達到阿茲海默症診斷標準的前 8 年，就揭露出輕度認知問題。首先，日常生活的複雜活動受到影響、行為發生變化。

如何知道這個結果是人們早已司空見慣的記憶障礙，還是阿茲海默症初期的徵兆？

大部分的時間所遭遇的微末記憶障礙，本質上是因疲勞、壓力或過度工作而起。人在做事的同時想著另一件事。但因為我們總是很急，所以總試圖同時做兩件或是更多的事。這使我們的大腦筋疲

1　編注：即可能無法或難以理解測驗內容，故不能判斷為記憶能力下降。

力盡。

然而，永遠不要忽視微末的記憶障礙，特別是假如它持續存在。就算疲勞與壓力已消失，但它們仍存在，這樣可能就會使人擔心這些記憶障礙是器質性障礙的結果，如同大腦的初期退化。

尤其更真實的是，記憶障礙很常是阿茲海默症初期的第一個徵兆。這些障礙時常被人低估，因此經常被周圍的人忽視甚至隱藏。忘記預約、見過的會面、前一天晚上看過的電影、購物清單、鍋子下頭的瓦斯、要打的電話、關上門等事。

記憶障礙集中在近期事件上，舊的記憶反而在這個階段被保留。此外，會有無法學習也記不住新資訊的表現。

▼ 第二階段：失智症前時期

MMSE 分數在 10~20 之間。

當大腦病變達到一定的強度與程度時，就會出現其他症狀。回想一下，由於海馬迴是病變的初部位置，因此除了記憶障礙外，也觀察到行為變化。漸漸地，這些障礙變得更加明顯，並可能出現別的智力缺陷：說話及理解速度變慢，但日常活動被認為是正常的，只有最複雜的活動才會受到影響。這個失智症前時期平均持續 2~4 年。

記憶力的黃昏

患者明顯地越來越難回想起近期的事件。他不再知道月份的日期，忘記年份、一週裡的哪一天，並且再也不知道自己是在一天之中的早上還是下午。他弄丟錢包、重要物品（鑰匙）。繼難以在很不熟悉的地方找到路之後，連在自己的公寓裡也找不到路。

早期受損的是外顯記憶，使學習變得困難。更準確來說，受損最大的是情節記憶，遠早在語意記憶之前，這使患者的生活情節難以被保留下來，尤其是最近發生的事件。

語言困難的加劇

「失語症」是語言（口語及書寫）的受損，阿茲海默症患者中，有40％都伴隨此症發生。首先是忘記明確的詞，然後能製造的資訊性句子越來越少，患者變得無法正確表達自己的意思。

他會逐字往前，而表達的句子會在等待正確字詞時充斥著臨時詞。如果他意識到這個問題，他會沮喪、惱火，最終可能將消沉並封閉自我。

語言的問題總結為詞彙量及語言流暢度的貧乏。在此階段，這個人仍然能夠交流，但表達偏幼稚。身邊親近的人、伴侶、孩子們很快就會留意到，這是無論是書面或口頭上，都影響到語言的障礙。透過拼寫錯誤或使用大寫字母可看出書面的語言障礙。

書面語言甚至是在口頭語言之前就受到干擾。書寫變成了只有發音，例如「ㄈㄤˊ ㄗ˙」代表「房子」。同一個單字裡有小寫及大寫字母[2]。他不可能寫得筆直。閱讀困難在之後出現。再往後，病人也無法填寫支票，甚至不能簽名。

除了溝通上的困難，還有理解上的困難。一開始，他重複稍微複雜的句子，就彷彿他聽錯了一樣。接著是他不瞭解字的含義。我們感到有必要徒勞地重複著單字與句子。這種語言理解的困難，可能可以歸咎於聽力缺陷，年長受試者中相當常見，而在書面語言中

2　編注：此為歐美國家患者的表現，依所在國家或文化而有不同。如為中文使用者，可能會忘記筆畫或筆畫錯亂。

也發現了同樣的問題。

定向感

時間定向感發生改變：這個人再也回想不起當下日期、星期幾、年份或季節。到了晚期階段，他會將日夜混淆。

空間與時間定向感迷失，很快就會引人注意。當此人被安置在新地方，會發現越來越難定位出自己的所在，且面對新情況難以適從。為了減輕這種迷失所帶來的危險，此人會再也不離開所處街道或街區。

然後是空間定向感。首先，在城裡判斷自己身處何處的能力降低，接著，在已知地方找到路的能力也會下降。如果他有漫游症，就會有很大的危險。很久之後，甚至將會在自己家裡迷路。

漫游症

漫遊症不是失去方位這麼簡單，而是會刻意逃跑。這種「逃跑的外出」在某種程度上可說是在尋找未知的缺失，也可能是尋求外界的渴望，且加上有恐慌，患者無法找到回家的路。

這種行為反映出內在的不適，這是由幾種認知缺陷的關聯造成的。據估計，超過 50％ 的阿茲海默症患者發生過這種情況，其中 2/3 的逃跑後果可能危及生命。預防逃跑立基於場所佈局（例如把門隱藏、鎖門等）、準備電話號碼以備在情況失控下供警察與醫院撥打，或是建立身份鑑定與監視系統。

人們隨著年齡增長，面臨到生活的悲傷、孤獨、身體與認知的困難，而壓力或憂鬱的狀態時常會影響到他們。這種情況會使他們強烈貶低自己的形象。

精神障礙

這種疾病出現幻覺與妄想（精神病學家稱之為精神障礙）的情況並不罕見。

幻覺

幻覺，指的是患者對於只存在自身腦海中現象的感知。這些是「沒有對象的感知」。不是對真實物體的誤解、不是對一個人的誤解。另外，幻覺也不是這些「存在的印象」：患者有種感覺是有人在房間裡，但卻看不到他。

大腦再也不能解讀眼睛投射給它的訊息，而且「無法鑑定的影像」會讓人不穩定。

大約20%的阿茲海默症患者出現幻覺，通常處於疾病晚期。最常見的，是可以詳細說明的視覺幻覺，例如人物、動物的視覺，有時則是複雜的場景、稍縱即逝的感覺，不是很詳細（陰影、動物突然出現在臥室的短暫影象）。

大腦不再總能解讀視覺訊息，無法鑑定的影像會變得可怕。被一種幻覺折磨的患者，真切地看到一些不存在的東西，一個不在場或過世的人。其中也有幻聽，更為罕見的是嗅覺（氣味）幻覺，甚至更特殊的是觸覺幻覺（有被觸碰的感受）。

事實上，這些幻覺對他們周圍的人來說印象非常深刻，但它們幾乎不會引起患者的焦慮，他們將幻覺當作是「正常的」。某些藥物會導致幻覺，神經阻斷劑便是如此。這些幻覺顯示出，患者不再將他的內心世界及其想像與現實作切割。他活在一種夢中。

妄想

這是患者絕對深信，且對事實驗證不為所動的錯誤信念。在約 20%的阿茲海默症患者中觀察到它們，最常見的是在疾病已經晚期時。通常的表現是嫉妒（我知道當你離開時，你會加入你的朋友群）、遺棄（你想擺脫我）或竊盜（有人來我的公寓，有東西少了）的想法。當這些想法是關於您或親近的人時，會非常尷尬（我不想再看到我女兒，因為她每次來都會偷我的小湯匙或我的珠寶）。

使用「妄想的信念」一詞，是假設患者確信他所提出、爭論與證明的內容。企圖將患者「合理化」，與他的理性缺乏顯然有所抵觸。這些偏執的妄想，會使未預期這種狀況的親屬感到不安穩。家人們能透過參與辯論證明這些信念的荒謬，或相反地，進到患者的遊戲裡使情況惡化。

這是從旁協助者的一大痛苦。他們意識到如他們想像中的這種「瘋狂」，但他們無法接受這種瘋狂，發生在他們曾經與現在所愛之人身上。

運動行為障礙

煩躁不安

這裡會提及（展現）那些可以在表現與含義上有所不同的行為。

此種過動的行為，可能肇因於病人無法用言語表達出來的焦慮，以及內心不適的身體表現。

在疾病的某個階段，它可以代表一個主要問題。這是一種症狀，實際上反映出各種精神紊亂或身體不適。為了保護此人與他周圍的人，束縛其身體並給予違背其意願的藥物，會是最後的必要手

段。但患者會反過來自我防禦，變得更加激動。

　　要找出這種煩躁不安的原因與患者真正的痛苦為何，需要努力地觀察並理解。

　　發燒可能是發炎狀態引起的疾病後果，它能引發出煩躁不安的時期。

遊走、前進

　　遊走是一種步行的需求過度，有時是持續性的步行行為，是非常常見的。但只要它們有益處、能保持身體的自主性且能轉換心情，就不會是一個問題。

　　某些遊走是長期使用抗精神病藥物而產生的矛盾反應。

　　患者的睡眠越來越受到干擾：用於誘導睡眠或減少煩躁不安的藥物，只會加劇睡眠的同步化失調。

▼ 第三階段：失智症時期

　　MMSE 分數小於 10。

　　這是疾病的嚴重期，需要持續的幫助才能進行日常活動。當智力缺陷影響多種功能，且嚴重程度明顯干擾到日常生活時，就達到了這個時期

　　按照國際上的定義，只有從這個時期開始，才有足夠的機率做出診斷（因此才可能用到阿茲海默症這個詞）。

　　疾病到了此階段，進行大部分具操作性質的活動有困難，連最基本的日常活動也逐漸惡化。此外，還能觀察到複雜任務的功能性逐漸減少成更基本的日常任務。

　　面臨無法自理、溝通障礙與老年併發症，這種疾病經常需要安

置在機構中。認知功能幾乎完全消失，患者失去理解或使用語言的能力。他們有時會在不理解詞語意思的情況下，重複句子的結尾。

另外，他們無法做出判斷或是解決最基本的問題。

儘管憂鬱症很常在意識到自己有多重障礙的患者身上見到，但當智力功能下降時，憂鬱症就會消失。

憂鬱症可以有多種形式：憂鬱病仍然是最經典的型式，伴隨著眼淚、自我貶低、悲觀的言論。

另一種形式的憂鬱症，被稱為活躍型（尤其是男性），當患者被焦慮狀態席捲時會表現出攻擊性。他會憎恨全世界。

憂鬱症會轉變為冷漠。

更高階的智力受影響

推理、判斷、抽象化、心算等能力發生變化，患者開始難以執行日常生活的行為。他們還患有肢體協調障礙，尤其是需要用到雙手時。他們無法執行一些小活動，比如使用開瓶器、用錘子敲釘子、打開電視或收音機、穿衣服等。

平衡障礙與協調障礙一起出現，越來越常跌倒且有骨折的風險。

最後，患者狀況逐漸惡化：他們表現出極大的紊亂，並出現具幻覺與錯覺的嚴重精神錯亂。還有食慾不振、大小便失禁，以及因意識模糊、定向感障礙與服用鎮靜劑所加重的病情。

他們也會從事暴力行為：一句話能引發簡單的情緒變化，但有時也能引發劇烈的憤怒、不尋常的辱罵。肢體暴力則較罕見：當您想強迫他們做不想做的事情（例如上廁所）或阻止他們做想做的事情（例如出門）時，就會發生肢體暴力。

失禁

　　這個表現很晚出現。鑑定臨床症狀，包括男性前列腺感染有其必要。抗精神病藥會導致尿滯留，患者可能會有「溢流性尿失禁」（當膀胱膨脹時，它會迫使括約肌排空）。觸診時，可於腹部恥骨上方，尋找可能代表有阻塞的「膀胱球」。

　　在這個後期階段，我們到達倒退的狀態。維持正確的衛生，會關乎患者隱私，患者會感到這些行為如同攻擊或侮辱。

▼ 最後階段

　　在此階段，失智症是 100％無法自理的。在 10 年左右的時間裡，這種疾病會導致患者完全的依賴性，迫使親屬將它們安置在專門的護理機構中，如老人長照機構。這是疾病的末期，用 MMSE 評估認知功能不再可行。整個大腦都受到影響，不可能溝通。

　　護理人員在此的目標，是確保受影響者的舒適並重視其尊嚴。安寧照護的發展與此一致。他們在身體與心理上處於自我封閉，先是不停地哭泣、重複的舉動、衰竭，隨後是臥床不起的狀態：在他的床上，身體與折疊的四肢、空洞的目光、甚至無法吞嚥液體、惡病體質[3]，宣告世俗之旅的結局。

　　這是向患者傳達最後的訊息並說「我們愛你」的時候了。在阿茲海默症的末期，患者變得完全仰賴家人或是護理人員。語言被簡化為幾個簡單的句子或詞語，完全無法以言語告終。仍然存在一定的侵略性，但大多數情況下，疾病的最後時光被歸納為「極端的冷

3　編注：這是因疾病引起的體重減輕或肌肉量減少等現象，最終患者會呈現衰弱的狀態。常見於癌症、愛滋病等嚴重疾病所引起的併發症。

漠加上持續的疲勞狀態」。

患者再也無法在沒有幫助的情況下，執行任何運動任務。肌肉組織與活動力損壞，以至於患者在護理人員的協助下仍臥床不起。

到了最後階段，他們臥床不起，不能站也不能坐。此外，他們不認識任何人、必須被餵食，也有完全性失禁。

當疾病的進程沒有被心臟病發作、中風或癌症打斷時，會惡化得很嚴重。語言逐漸變得難以理解。病人只能偶爾認出他的配偶。他們會用手指吃飯，並癱臥在扶手椅或床上。

經過不同的一段時間後，有時會因支氣管肺炎，有時則是由於飲食失調或是從泌尿道或褥瘡開始的各種感染而死亡。

第8章

阿茲海默症的成因

　　阿茲海默症的原因是多重的，這導致某些人說此病的原因仍是
未知。因此，可能沒有正式的疾病原因，而是有多種原因，這可能
會使它們的檢測更加困難。充其量，在一般形式中，已能確定某些
有利於疾病發作的元素，這些元素被稱為風險因子，這意味著它們
的存在促進了疾病的發生，但並非具決定性。

　　「風險因子」不是疾病的同義詞：風險因子的存在會增加患上
疾病的可能性。但必須瞭解這只是一個統計元素，可能有一個或多
個風險因子，但不會發展成疾病；相反地，在沒有任何已知主要危
險因子的情況下，也可能會發展成該疾病。

1. 阿茲海默症：醫源性疾病

　　法國最受尊敬的藥理學家兼流行病學家之一伯納‧貝高
（Bernard Bégaud）教授直言：「化學藥物被認為是導致阿茲海默症
的部分原因，這個消息有在公共衛生領域掀起巨大波瀾的可能。」
在流行病學試驗之後，這一個強而有力的警報顯示，苯二氮卓類

（benzodiazepines）藥物的使用與阿茲海默症型失智症風險之間的顯著關聯：每年新增的 3 萬個病例，可歸因於這些藥物的作用。

　　阿茲海默這種神經退化性疾病的名稱被公諸於世。近年來，它似乎加入癌症的行列，成為最可怕疾病的其中一員。在數量與公共衛生方面，有著令人不寒而慄之處：每年記錄在案的新病例，就有 22 萬 5 千例！

　　誰沒有親友曾經，或總是在使用這些抗焦慮用藥或安眠藥中的一種？它們以幾乎變得普遍的名稱為名：煩寧（Valium，學名為二氮平〔diazepam〕）、眠確當（Mogadon，學名為硝基安定〔Nitrazepam〕）、泰美斯塔（Temesta，學名為 Lorazepam）[1]、立舒定®錠（學名為溴西泮〔Bromazepam〕）[2]、愛憶欣（Aricept，學名為多奈派齊〔Donepezil〕）[3] 等。

　　提醒一下，更糟的是，從 2001 年以來，法國的法律是這樣規定的：某些被指控的藥物，其處方時間不得超過兩週。多奈派齊曾是阿茲海默症的常規治療方法。這句話我用的是過去時態，因為法國衛生部已禁止這四種對抗療法藥物的社會保險給付。

　　矛盾的是，這是以商品名為愛憶欣提供給阿茲海默症患者的藥物。抗膽鹼酯酶的機制可能是致命的武器，它阻斷了乙醯膽鹼酯酶（進而防止神經脈衝通過之後，乙醯膽鹼被破壞掉）。這就是它不再讓接受器脫離乙醯膽鹼，好準備接受新的乙醯膽鹼分子的原因，但這也使得乙醯膽鹼在突觸間隙與神經脈衝的傳輸中不斷累積，造成神經纖維因突觸後膜不適當的去極化，而出現許多過度興奮的跡象。這種副交感神經化學介質，持續吸引乙醯膽鹼接受器，最終與

1　譯注：為一種抗焦慮短中效用藥。
2　譯注：為一種抗焦慮用藥。
3　譯注：為一種治療輕中度阿茲海默症的藥物。

其分離。

這就是製藥產業退出了大腦相關研究的原因，因為太複雜了。毒理學的廣闊領域，特別是職業與環境毒理學，以及長期服用的合成藥物副作用，這些資料收集為我們提供所有污染性疾病自發的實驗性質模式，尤其是對神經退化性疾病。

在第一次給藥的 5 年之後，大腦的惡化可能會很明顯。

並非所有長期使用的化學藥物都能被身體「識別」：它們是侵略性元素，最初透過產生氧化自由基，來誘導高腸道通透性與氧化壓力。氧化壓力是身體外來物質的消除與吞噬機制的反常作用。這是排毒的代價。

這些對症治療，使得針對病因的真正治療期限被延後，並以宣告多種藥物治療的「治療逃避現象」告終：服用其他的抗原性與侵襲性產品，只會加劇氧化壓力並破壞免疫力。所有這些物質，都屬於粒線體呼吸鏈抑制劑或檸檬酸循環抑製劑的大家族，最後造成細胞凋亡與細胞死亡。

涉及到的合成藥物

- ◆ 所有的鈣離子通道阻斷劑
- ◆ β - 阻斷劑
- ◆ 精神安定藥
- ◆ 伊米帕明抗憂鬱劑
- ◆ 他汀類藥物（降脂劑：Tahor[®]、Crestor[®]）
- ◆ 針對胃炎與胃食道逆流所開之處方，裡頭的氫離子幫浦抑制劑（PPI）
- ◆ 大多數的抗凝血劑（Previscan[®]）

◆ 利尿劑

◆ 雙膦酸鹽類（骨質疏鬆症用藥）

◆ 能透過 E 編號後的數字鑑別出的添加劑與著色劑（它們中有許
多被經常食用，且有時甚至被摻入藥物中，例如染料）

2. 粒線體與阿茲海默症

在有罹患阿茲海默症風險的人裡，最初失智症症狀出現至少 10
年前，就已觀察到粒線體的 DNA 量減少。提出這項近期發現的西
班牙研究團隊認為，腦脊髓液內粒線體 DNA 量的下降，反映了粒
線體滿足神經元能量需求的能力下降。在這些情況下，光是神經元
本身，就消耗掉大腦產生 85% 能量的神經元，它們只能一個接著一
個地枯萎並消失。

與粒線體功能障礙有關的疾病

◆ 自閉症光譜疾患、躁鬱症、重度憂鬱症、精神分裂症、偏頭痛；

◆ 帕金森氏症、阿茲海默症、多發性硬化症；

◆ 癌症、第 2 型糖尿病、代謝症候群、非酒精性脂肪肝、心臟衰
竭；

◆ 慢性疲勞綜合症、纖維肌痛、肌肉減少症、睡眠呼吸中止症等。

最後，這個障礙代表影響的疾病範圍廣泛，遠不止遺傳性的粒
線體疾病。

粒線體的「敵人」

◆ 鼓勵攝入糖分過多的現代食品，尤其是果糖（蘇打、餅乾、糖果等）與抗氧化劑（新鮮水果、堅果、含油水果、蔬菜、芳香植物香料、辛香料、綠茶等）的不足；

◆ 異源物：殺蟲劑、重金屬、奈米顆粒、藥物（抗生素、他汀類藥物、乙醯胺酚、非類固醇抗發炎藥、疫苗）；

◆ 微生物：特別提及皰疹病毒，它是粒線體 DNA 的「殺手」；

◆ 氧化壓力：粒線體內的能量生產過程，會產生約 1~3％的「廢物」，即自由基。

這些敵人，將造成粒線體的成分逐漸惡化，引發並維持發炎反應，尤其以發炎體（inflammasome）[4] 的形式表現出來。

氧化自由基

這些侵略性分子，通常被高效能的內部防禦系統所中和。隨著年齡增長，這種防禦系統越來越難以阻止自由基的擴散。這會造成氧化壓力，其中粒線體是主要目標，自由基會逐漸破壞其成分，尤其是它非常脆弱的 DNA。因此，粒線體能量產量的下降，並非沒有病理性後果。

4　譯注：發炎體是先天免疫系統的接受器與感測器，可調節凋亡蛋白酶–1（caspase-1）的活化並誘導發炎，對感染性微生物與來自宿主蛋白的分子作出反應。。

3. ApoE4 基因

　　研究人員已經確定了阿茲海默症的易感受性（susceptibility）遺傳因子。這些不是遺傳性阿茲海默症具有的基因，而是成為傾向易罹患這種疾病的因素，不一定會導致患病。它使人能成為易感基因（predisposing gene）的攜帶者，卻不會發展成疾病，這就為何用「易感受性」這個詞。

　　對這些人來說，這種疾病最常在 65 歲左右開始。研究人員試圖找到這些人 DNA 中特定存在的基因。早在 1990 年代，幾個團隊就證明了一種易患阿茲海默症的基因：它是在老年斑塊中發現，與 β - 類澱粉胜肽及其他蛋白質一起，編碼出脂蛋白 ApoE 的基因。

　　研究人員已鑑定出三種因突變而有所不同的等位基因的形式。

　　載脂蛋白 E（Apolipoprotein E）是一種脂蛋白（lipoprotein），亦即帶給不同神經細胞修復其所需脂質的一種蛋白質。最特別的是它，運輸膽固醇與磷脂。

　　我們鑑定出 3 種 ApoE 的主要形式有：E2、E3 與 E4。

　　從演化角度來看，ApoE4 是最先出現的形式，它使我們與人類近親大猩猩區別開來。它的出現，標記我們特別長壽的開端。在大部分人類歷史裡，ApoE4 形式對人類大腦的特定功能是關鍵的。

　　今天，只有大約 15％的歐洲人，仍攜帶原始的 ApoE4 形式。他們患阿茲海默症的風險要高出 10 倍，這取決於他們是從父母一方還是雙方那裡繼承 ApoE4 基因。另外，雙重形式 ApoE4 的帶因者，也會更早地發病（根據估計最多可提前 20 年），然而目前已發現，只有當生活方式與人類的自然生活方式不同時，這點才會成真。因此，ApoE4 基因構成的主要遺傳風險因子，不是阿茲海默症的原因。可能更應將它考量成是以不健康的生活方式加速發展，而

引發的疾病。

4. 第三型糖尿病

當我們用一種非常複雜的設備——正子斷層造影（PET，或稱正子掃描）來觀察大腦活動時，會發現阿茲海默症患者大腦中的葡萄糖代謝異常：與未受影響的人相比，代謝速度減慢。

甚至在疾病臨床表現之前，有遺傳預先傾向易患糖尿病的人群中，也發現了相同類型的異常。

胰島素與葡萄糖程度升高，是阿茲海默症的危險因子，其中葡萄糖消耗明顯減少，尤其是在額葉皮質及顳葉。

胰島素是血糖濃度升高時，在胰臟中產生的激素。胰島素調節血糖濃度，使它們保持在正常範圍內。

與沒有糖尿病的人相比，患有第二型糖尿病的人，罹患阿茲海默症的風險增加了 50％。

然而，在第二型糖尿病中，胰臟會分泌胰島素，但蘭格漢氏細胞（Langerhans' cell）卻不能再使用它。通常在胰島素影響下的細胞，會以現有的葡萄糖作為能量來源，並將多餘的葡萄糖以肝糖形式儲存在肌肉細胞、脂肪細胞與肝細胞中。

在第二型糖尿病中，儘管存在胰島素，但細胞再也無法做到這一點。細胞對胰島素產生抗性。隨著胰臟細胞產生更多胰島素，血糖濃度升高，卻無濟於事。

美國羅德島醫院研究人員蘇珊娜・德拉蒙特（Suzanne de la Monte）於 2005 年觀察到，在患有阿茲海默症的人中，大腦細胞表現出對胰島素的敏感度下降。胰島素隨著失智症病情的嚴重程度而惡化。

　　神經元細胞以某種方式對胰島素產生抗性，這就是細胞不再正確使用葡萄糖的原因。

　　她故而假設，阿茲海默症是大腦中糖尿病的一種形式，因此研究人員會用到「第三型糖尿病」這個詞。

生酮飲食

　　阿茲海默症患者的神經元，即使不能再以葡萄糖作為能量，但它們確實有能力使用酮類做替代燃料。

　　在葡萄糖缺乏的情況下，神經元細胞可以使用葡萄糖以外的能量路徑——酮體（或酮）的能量路徑——以便在細胞內部獲得足夠的能量（以 ATP 的形式呈現）。

　　酮體已被證明可以減緩疾病的進展，在 12～14 個月大的小鼠大腦中，會自發性地發展出許多老年斑塊；而在酮體存在的情況下，則觀察到 β－類澱粉蛋白的減少。

　　酮體由肝臟產生，主要來自飲食中的脂肪，包括三種：呼出的丙酮、乙醯乙酸，以及 β－羥丁酸，它們透過血液輸送到各個器官。酮體可以穿過血腦屏障並到達大腦作為燃料。

　　在人類中，有兩項臨床研究已顯示，增加體內酮體濃度，可以改善輕度或中度阿茲海默症患者的認知表現。要注意的是，這些患者帶有遺傳變異或等位基因 ApoE2。在帶有 E4 等位基因（ApoE4）的患者中，研究人員並未觀察到任何改善。

　　中鏈三酸甘油脂（MCT）具備比長鏈三酸甘油脂產生更多酮體的特殊性。此外，MCT 被更有效地吸收並直接運輸到肝臟。因此，以 MCT 來豐富飲食有一個巨大的優勢：可以獲得與傳統生酮飲食相同程度的酮，但吃進更少的脂肪。MCT 通常存在於奶油（約9％）、山羊奶中，尤其是椰子油裡。這類植物油的 MCT 最豐富，

含量接近 60%。

　　我們可以透過提供更多種類的食物，使用更有彈性的生酮飲食，這從長遠來看更容易遵循。為此，我們有兩種飲食，即改良過的阿特金斯飲食法 [5] 以及升糖指數（Glycemic index, GI）飲食法 [6]。

　　吸入胰島素的試驗正在進行中，這會增加大腦中的胰島素濃度，而不會改變體內胰島素的濃度。結果看來非常鼓舞人心。

　　為何這種胰島素分泌不再正常地在大腦中發生，至今還有待觀察，這可能會開闢新的疾病調查與預防領域。

5. 病毒蹤跡

　　在幾項研究中，不同的傳染因子已被證明是阿茲海默症的風險因子。第一型皰疹病毒、微小核糖核酸病毒、幽門螺旋桿菌（胃潰瘍的成因）、螺旋體，包括博氏疏螺旋體（造成萊姆病的細菌）、肺炎披衣菌等細菌就是這種情況。這就是何以病毒感染會導致細胞因子、細胞介素、T 細胞及 DNA 突變的過度產生。病毒可能因此讓 DNA 突變或讓某些休眠基因得以表現，因而促進阿茲海默症發生。

　　此外，阿茲海默病患者的大腦中，經常會發現真菌及黴菌。

　　正常情況下，大腦受血腦屏障保護，但這種過濾器可能會減

5　譯注：改良過的阿特金斯飲食（MAD），比傳統阿特金斯飲食允許更少的碳水化合物，為每日 15-20 克（傳統的阿特金斯飲食，則根據階段規定不同的碳水化合物攝取量，介於每日 20-100 克），也更強烈鼓勵攝取脂肪。

6　譯注：升糖指數是指食物對增加血糖快慢的影響力。以食用 100 克葡萄糖過後 2 小時內的血糖增加值為基準（GI 值 =100），吃某樣食物後，血糖增加值與基準相比，得到的數值即為此食物的升糖指數。若食物在消化後便迅速分解且易造成血糖迅速上升，即具高升糖指數；而被緩慢分解、造成血糖上升緩慢的食物，則具低升糖指數。

弱。一些細菌還可以經由鼻子、腸道甚至眼睛到達大腦。

　　加州研究人員剛發現，有 96% 的阿茲海默症患者，大腦中都存在牙齦卟啉單胞菌。目前，Cortexyme 公司已開發出阻斷牙齦蛋白酶（gingipain）的分子，牙齦蛋白酶是牙齦卟啉單胞菌產出的有毒酵素。將這些分子給予患有阿茲海默症的小鼠，會減少大腦中的感染與發炎，並停止了 β- 類澱粉蛋白的產生。已發表的研究證明，牙齦素會切割 Tau 蛋白並減少導致失智症的神經元。

　　事實上，阿茲海默症反映出大腦對許多具傳染性、發炎性或毒性攻擊的保護反應。

　　引發認知能力下降的並非 β- 類澱粉蛋白與 Tau 蛋白的堆積，而是由此產生的神經發炎。神經發炎是指大腦中所有被觸發的免疫反應。

6. 發炎

　　雖然發炎對身體來說是一種有用的現象，甚至在體內，為了阻止病原體的發展或消除異物，發炎是不可或缺的。而慢性或持續發炎就不一樣，這種發炎可能會退化為疾病。因此，肥胖、心血管疾病、神經退化性疾病與癌症，通常會在很長一段時間（幾個月、幾年）內呈現發炎狀態。

　　這種持續性發炎的結果，經常是由於不良飲食習慣，造成殺蟲劑、自由基等侵略性元素的存在。非類固醇消炎藥的保護作用，在風濕病群體的流行病學調查中由其得到證實。服用大量非類固醇消炎藥（NSAID）的風濕病患者，罹患阿茲海默症的風險較低。

　　然而，為了展現保護作用，這些藥物必須在發病前服用，且歷經 2 年以上的服用期。有鑑於非類固醇消炎藥的副作用，不可能確

保藉這種抗發炎治療來預防阿茲海默症。

在天然消炎藥中，我們應該注重 omega-6 多不飽和物，尤其是 omega-3：橄欖油、亞麻油、核桃油、芥花油與優質的高油脂魚類。這些脂肪酸會轉化成能提供多種天然消炎劑的第一型及第三型前列腺素。

7. 大腦血管不足

由於與動脈硬化相關的血液循環障礙，過剩的 $\beta-$ 類澱粉蛋白無法充分排出：它在大腦中聚集並變得有毒。

在阿茲海默症患者的大腦中觀察到腦血管有所減少。因此，減少的血液循環不再能消除污染大腦的所有毒素：細胞碎片（$\beta-$ 類澱粉蛋白）、有毒物質、生化反應產生的內源性毒素、病毒及微生物、化學藥物、重金屬、黴菌毒素。這些微小侵略，都有助於穿過並改變血腦屏障。

要記住的是，血管分布減少（血管減少）會伴隨著缺氧。氧氣對生命不可或缺，它提供能量。大腦是氧氣的主要消耗者，即使它只佔身體重量的 2％，但它本身就消耗 20％的循環氧氣。如有不足，它將是第一個受到折磨的器官。缺氧將會立即造成神經元的破壞以及一次次的窒息，神經方面的後遺症將越來越嚴重。

8. 重金屬

與其說「重金屬」，不如說「有毒金屬」可能更準確。它包括所有對健康與環境有毒的金屬與類金屬：鉛（Pb）、汞（Hg）、砷（As）、鎘（Cd）、鎳（Ni）、溴（Br），這裡僅舉出最危險的幾例。

重金屬在自然界及生物體中，以低劑量天然存在。但是過了某個門檻後，它會變得更加危險，一旦進入體內就很難被消除。

鋁

給予法國人的疫苗中，約有一半含鋁。這些疫苗公司，在其主要針對兒童的疫苗產品中，也融入同等大量的鋁，包含百日咳、白喉、腦膜炎、破傷風、小兒麻痺症、B 型肝炎及 A 型肝炎等。

針對 2~16 個月大兒童的典型疫苗接種計劃，使他們按體重比例接受遠高於成人限值的鋁劑量。如果我們參考美國兒科學會給出的指導方針，每公升血液含 100 微克，已經對人類構成危險。然而，正如兒科醫生羅伯特・西爾斯（Robert W. Sears）的提醒，有時單一種疫苗，就給了嬰兒 10 倍暴露於中毒風險的量。

在疫苗中使用鋁及汞，是這種應受譴責粗心的破壞性案例。2010 年，Prévenar 13 ®（針對腦膜炎、肺炎與中耳炎的疫苗，廣泛用於自 6 週嬰兒到 5 歲以下兒童）的上市，又一次展現衛生機構對神經毒物持續的漠不關心。歐洲藥品管理局已批准疫苗，未強制要求製造商使用鋁以外的佐劑（儘管完全可能有替代品），而且這種金屬已太常在疫苗產品中出現。

疫苗生產商寧可忘了他們可以使用替代品，像是人體的天然成分──磷酸鈣，它一直被使用到 1990 年代初，當時它被更便宜的鋁鹽所取代。透過選擇後者，製造商傾向於顧及財務計算而非健康預防，即使他們不願承認並含糊其辭──根據其說辭，鋁具有「最佳成本／效益比」。唉！這個成本／效益比，並未揭示由此產生的神經方面疾病之人力與經濟成本，而指出鋁影響的研究仍在不斷累積中。

我們知道，以注射及追加劑的速度計算，經過 20 年的重複疫

苗接種，大腦中可能含有 20 倍多的鋁與其他有毒佐劑。

鋁是一種很容易滲進大腦的輕金屬，常見於類澱粉斑塊中。它是一種神經毒物，存在於某些地區的自來水、某些藥物、廚房用具、食品容器、工業食品（編號 E173）、除臭劑、香煙濾嘴、芽茶、化妝品等。

汞

汞主要傾向分布在大腦灰質，它的毒性致使它被歸納進最高的安全標準內。低劑量的汞足以損害人體神經系統與新陳代謝。當我們吃進含高劑量重金屬的魚時，我們就會接觸到這種重金屬及其化合物。

這些魚越大、活得越久，含有的汞越多，鮪魚、劍旗魚、大西洋胸棘鯛、鮭魚、鯖魚、 魚、沙丁魚與大西洋鯡，都是如此。

與有機汞有關，一般是甲基汞（有機汞毒性最強的形式），它是在微生物將汞甲基化時產生的。

但到目前為止，最重要的污染來自牙科汞合金。因此，口中有 8 種金屬汞合金的人（以此代表法國人的平均量），會因每日 15 μg 的汞含量而中毒。

接下來是無機汞。甲基汞與無機汞可以由血液或尿液測試檢測到；因此我們可以知道體內的大部分汞來自哪裡（填充物或是魚）。

汞可以透過 β– 類澱粉斑塊與神經原纖維纏結的存在，誘發阿茲海默症的特有症狀。正如牙醫所見，無機汞對腦下垂體的親和性，可能是由於汞從鼻腔經由嗅覺途徑直接轉移所致。

在唾液與汞合金間電位差異的共同作用下，觀察到汞化合物（及其他複合物）的潛伏性溶解，導致慢性中毒，進而導致代謝障礙、損傷或嚴重的心理障礙。

鋁並不是疫苗中唯一使用的具有神經毒性的金屬。自 1950 年代以來，汞也被用作保存劑與製造過程中的除生物劑。

一半的汞存在於乙汞硫柳酸鈉（thimerosal）的成分中，這是許多多劑量疫苗中的保存劑。多劑量 H1N1A 型流感疫苗（賽諾菲巴斯德的 Panenza® 與諾華的 Focetria® 出產）就是如此，它在 2009~2010 年被大量使用。最後一根稻草，是法國衛生部向孕婦及幼兒推薦使用 Panenza®（多劑量版本），官方專家聲稱，由於不含佐劑，這些疫苗是無害的，但對於它們含有充分的汞，也就是每劑 45μg 的乙汞硫柳酸鈉的事實，他們仍三緘其口。顯然，衛生當局害怕數百萬劑量汞的注射成為焦點。而在美國，多個美國科學出版刊物，則對乙汞硫柳酸鈉輔因子在自閉症與其他神經方面紊亂中扮演的角色有所懷疑。

砷

砷是一種類金屬化學元素，其毒性因形態不同而異：礦物化合物的毒性，比有機化合物更大。地下水是暴露的源頭。

長期接觸高濃度砷，與執行功能受損、精神敏銳度降低、語言能力損壞以及憂鬱症有關。

鎘

它集中出現在鎳鎘（Ni-Cd）蓄電池、香煙煙霧、牙科汞合金、磷肥、銀器保養品，以及許多植物檢疫產品（農藥與肥料）中，透過土壤擴散到環境，然後傳播到農作物與我們的食物裡。此外，它還存在於廢氣、機油、琺瑯鍋具、瓷或陶瓷餐具、染料之中。

鎘也同樣用於油漆，尤其是亮黃色與亮紅色（印象派畫家莫內在他的花園畫作中使用鎘黃）；而如今，油漆製作使用的鎘。毒性

作用要小得多。

含有鎘的器官會是腎臟、肝臟與骨骼。我們的排泄器官很難排出這種金屬，造成其致病性的累積。鎘的兩種主要吸收途徑是吸入及食入。鎘會導致味覺與嗅覺喪失，這在阿茲海默症中會被發現。

目前有一套方法能螯合重金屬，幫身體排毒、疏通被阻塞的排泄器官（腎、腸、胰臟）、恢復微生物相、促進免疫力，並在自體免疫疾病中調節免疫系統。詳情可閱讀我所撰寫的《汙染與健康》（*Pollution et santé*）一書。

9. 除生物劑與殺蟲劑

血腦屏障無法阻擋的污染物清單，離結束還遠得很。除生物劑與殺蟲劑，現在是我們所熟悉的世界的一部分。

在花園、汽車、公寓與皮膚上，除生物劑被用於消滅所有公認不受歡迎的生命形式（昆蟲、囓齒動物、細菌、苔蘚、黴菌等）。

它們被用於許多家用消毒劑、化妝品、藥膏、乳液、肥皂、洗髮精、牙膏與除臭劑等的成分裡。某些則使用噴霧罐或持久型擴散器進行擴散，或直接摻入服裝與皮革、建材、家具、膠水、橡膠與油漆當中。數萬種產品的組成中，總共使用了近 300 種除生物劑物質。甚至存在於與食品接觸的食品包裝以及食品本身裡面，尤其以殘留物的形式存在。

在使用殺蟲劑的花園中，狗與貓也是極有效的媒介：噴灑除草劑兩天後，就會在屋子裡發現它的蹤跡。

殺蟲劑的作用方式最常針對神經系統：它們是膽鹼酯酶抑製劑。二戰期間的部分化學武器發明，例如有機磷酸鹽，會導致神經傳遞物乙醯膽鹼在突觸上聚集，並因此在短暫的刺激後阻止神經脈

衝的傳遞。

　　美國與加拿大的研究人員觀察到，與接觸很少的兒童相比，接觸低劑量有機磷殺蟲劑的兒童，患有過動症與注意力不集中症候群的風險幾乎翻了 1 倍。

第 **9** 章

風險因子

我們如今知道，將阿茲海默症延緩地夠久是有可能的，讓症狀永遠不會、或很晚才出現。要做到這一點，只要採取一些相當簡單的預防措施即可，毋需動用到藥物。

儘管我們可能可以說出為何此疾病會發生在某些人身上、而某些人不會，但預防的作為（主要透過有機食品）確實能將發病延緩幾年。這些被鑑定出的主要風險因子如下：教育程度低（19％）、吸煙（14％）、缺乏運動（13％）、憂鬱症（11％）、高血壓（5％）、肥胖（2％）以及糖尿病（2％）。

請不要將預防看作一系列的禁令，而是將它視為良好的解決方案清單，日復一日地調整。

年齡

此疾病的整體頻率，經評估，65 歲以上的受試者群有 5~7％患有此病。相反地，自 70 歲起，此病的發病率幾乎每 5 年翻一倍，其中以女性明顯居多。另外，在 85 歲以上的族群中，此疾病也影

響了 1/5 的人口。

然而，隨著平均壽命的延長及人口高齡化，85 歲以上年長者數量不斷增加，這使阿茲海默症成為名副其實的公共衛生問題。

性別

這種疾病在 65 歲以前的男性中較常見，但此主導地位在 65 歲後便被逆轉，因此也有了「更年期相關荷爾蒙因子」參與其中的假設。為了減輕由更年期引起的荷爾蒙缺乏的影響，曾有一種建議，是為停經後婦女提供她們缺乏的荷爾蒙，即「荷爾蒙替代療法」（HRT）。不幸的是，這種化學療法有 40％招致乳癌的機率。因此，我們建議服用天然荷爾蒙（例如植物、精油、順勢療法等）。

請記住，未接受治療的停經婦女，患上此疾病的風險多了 4 倍。

遺傳

基因在此病的角色，詳見第 8 章。

遺傳基因形式

這些形式是例外（大約 1％的病例），且總在 65 歲前就已開始，有時也很早發生（25~30 歲）。

遺傳風險因素

在一般晚發形式裡，遺傳的風險因子已被證實，但須注意，不要將這些身為正常基因的風險因子與病理突變相混淆，後者導致的遺傳形式非常罕見。

另外，基因檢測並不能確定疾病是否會發展出來。然而，在家族形式中的基因檢測，則激起一個倫理問題：在我們還沒有能對抗神經變化發展的療法時，在臨床問題顯現前做出診斷，有何意義？

社會文化因子

在社會文化程度較低的受試者中，此疾病的發生率較高。

相較之下，眾所皆知，高教育程度會延緩失智症的症狀表現。由於這些受試者的教育程度與職業工作，他們應有顯著的知識儲備，這或能使他們防堵疾病的症狀。

教育程度越高，罹患阿茲海默症的風險越低；在青春期與青年早期對大腦進行密集刺激，會加強神經元及其連接，進而擴充大腦的認知儲備資本。

大腦具有極高的可塑性，並不是一個一成不變的器官。請記住，大腦儲備是由「可用的神經元」以及「神經元間的連接」所組成。調動神經元的積極過程，豐富了認知儲備。這麼做的目的，是要透過整體智力刺激來增加認知儲備，進而藉由動員其他大腦區域使表現處在最佳狀態。

心血管危險因子

這些因子是高血壓、糖尿病、膽固醇與／或三酸甘油脂升高、久坐、超重、吸菸以及中風病史等。

輸送給大腦的血管壓力增高，大腦會難以承受。再來，高血壓是造成供血不良進而引發小中風的原因。最後，大腦的氧合作用不佳，會使大腦功能受損。不穩定的高血壓，會使癡呆的風險增加

6 倍。

相反地，由於高血壓的治療使得血壓下降，進而降低罹患阿茲海默症的風險。因此需要控制高血壓以預防阿茲海默症。

膽固醇的悖論

許多人的膽固醇雖高，卻沒有心血管問題；反觀其他「膽固醇正常」的人，很多則患有心血管疾病。然而，心血管疾病本身就會造成認知能力下降，因為它會導致血管性失智症，這與許多小中風的發生有關。

弔詭的是，低膽固醇與認知能力下降有關。當總膽固醇低於 1.5g/L 時，腦萎縮的風險就會增加：膽固醇是細胞膜（尤其是腦細胞）的關鍵組成部分。

為了保護心血管系統，我們推薦輔酶 Q10、維生素 K2 與出自 Le Stum 實驗室的 Lipatione[1]。

顱腦創傷病史

這可以是重大創傷或反覆性創傷（拳擊手），由於它們所引起的神經元喪失，可能會促進疾病的表現。最能說明的例子就是拳王阿里。

睡眠呼吸中止

睡眠呼吸中止症是阿茲海默症的一個可能原因，它使某些人睡覺時產生短暫的呼吸停止。睡眠呼吸中止影響到許多人，並且是認

1　譯注：Lipatione 主要含有維生素 B9、B12、橄欖樹葉萃取物與佛手柑萃取物。

知能力下降的嚴重危險因子。

相關測試可得呼吸中止指數（也稱作 AHI〔Apnea–Hypopnea Index〕），即每小時呼吸停止[2]的次數。一般來說，正常值應該要小於 5，而某些人的 AHI 可能是每小時 100 次。當然，最終目標是要達到 0。

在那些為它所苦的人之中，75％未被確診。如今可以使用手持設備在家中檢測到該症。通常患者不會感覺到自己呼吸停止，而是是配偶注意到這個現象。如有發現，將會讓患者進行耳鼻喉科檢查以及多頻道睡眠記錄[3]，以利做出診斷。

治療方面，首先包括減輕體重，但也包括放置一個夜間保留裝置，讓患者能有持續的肺通氣量。

現代食品

飲食被認為與 80％的心血管疾病、癌症、代謝超過負荷的疾病、神經退化性疾病等的死因有關。現代飲食又一次引起公眾批判，因為它悖離我們體內似乎已被基因規劃好的祖傳與自然飲食。

在數百萬年間，人類食用天然的食物，且通常是生食，類似野生動物的飲食。根據達爾文定律，酵素與消化黏蛋白會適應所攝取的各種物質。

如果我們回顧能區分現代飲食與古代飲食，能鑑定出 6 個主要變化：

2　編注：呼吸停止的定義，是指呼吸「完全」停止大於 10 秒。
3　編注：polysomnography

◆ 由於集約農業與畜牧業使用殺蟲劑、化肥等物，在它們的作用下造成土壤貧瘠，因而影響到食用植物，最後缺乏必需的營養素，像是鈣、鎂、微量元素等，導致食物的營養品質不佳；

◆ 食用會導致麩質不耐症並影響神經傳遞物的家用穀物；

◆ 動物奶及其衍生物的食用——牛奶酪蛋白含有 85% 的磷蛋白，過量的磷會破壞鈣，而鈣對神經傳遞物的製造非常有用；

◆ 烹煮許多會產生變性產物的物質；

◆ 油的製備；

◆ 過量的鹽。

過量的鹽

鈉與體內的鉀共同作用，這兩個主角之間不斷取得真正的平衡：當鈉上升時，鉀下降，反之亦然。

當前的問題是，西方飲食中鈉含量過高，所有工業製備的食物，例如菜餚、醬料、罐頭、熟肉品，幾乎系統性地有鹽分存在。目前在已開發國家，飲食中的鈉／鉀比約為 2-4，而人類史前祖先飲食中的鈉／鉀比則約為 0.1！因此，從減少鈉的使用量開始，是非常適宜的。

不良的鈉／鉀比會產生以下影響：

◆ 高血壓

◆ 中風

◆ 經由其對葡萄糖吸收的作用所造成的糖尿病

◆ 體重增加

◆ 整體與大腦的老化

因此，（透過保水）被淹沒且窒息的細胞，會被分解並死亡。

正常的鈉／鉀比，對於沿著神經細胞軸突的神經脈衝傳導，同樣是不可或缺的。事實上，神經脈衝的傳遞，由細胞膜兩側存在的電位差所決定。而這種電位差，會透過膜兩側的鈉鉀間平衡來運作，因而使膜的去極化與神經脈衝的正常循環可被執行。

為了降低這個鈉／鉀比，限制鈉的使用量是合理的，但也要增加鉀的攝取。富含鉀的食物包括果乾、含油水果、生的蔬菜、香蕉、杏桃、果汁等。

限制甜食

含有精製糖分的產品，包括糖果、蛋糕、甜點、果醬、巧克力、氣泡飲料，以及含糖飲料等。即使糖是從天然產品（甘蔗、甜菜根）中提取出來的，若以多種化學操作使它精製化，且假如定期、大量地服用，實際上就會是具破壞性且有毒的產品。

所攝取的糖分一旦在體內被代謝，就會導致血液中的糖分顯著升高（高血糖），這會使人興奮、變得很活躍、甚至興奮又緊張。面對這種高濃度的糖分，胰臟會釋放大量胰島素以降低在血液中循環的血糖濃度。

因為沒有恢復到正常的血糖濃度，血糖濃度會繼續下降變得過低（低血糖），導致頭暈（跌倒的風險）、疲勞、全身不適、混亂的狀態。在大腦裡，這種慢性的低血糖是有害的，因為糖對於神經元的活動是必需的。然而，大腦只有幾秒鐘能儲備糖。血糖濃度的反覆下降，會破壞神經元與整體的大腦功能。

良好的睡眠

在睡眠中，有兩個明顯卻時常被忽視的地方。

◆ 數量：每日睡 7~8 小時是必要的，但睡眠會在壓力、衝突、沉思或焦慮的情況下受到干擾，治療的方法類似壓力治療，而植物、順勢療法、針灸也能提供寶貴的幫助；

◆ 品質：這取決於消化的運行，若消化正常，睡眠品質就好，經過 7、8 個小時的睡眠後醒來，身體的狀況也會是良好的。

睡眠有 2 個重要作用。首先，這是新陳代謝自我修復的期間，因此這能使身體從活躍的一天中恢復過來。第二，由於這時期大腦會整理白天接收到的資訊，並將它們分類、比較、進行類比，故我們早上有可能會帶著前一天未解決的問題解方醒來，而睡眠亦有助於記憶。

在造成 $\beta-$ 類澱粉蛋白降解並排出的睡眠階段後，良好的睡眠是新記憶進入海馬迴的必要步驟。在深度睡眠期間，神經元會「縮小」，且間隙空間（即大腦組織之間）的間距增加，腦脊髓液因而能更好地循環，並可透過血腦屏障排出毒素，例如過量的 $\beta-$ 類澱粉蛋白。良好的睡眠會促進海馬迴的神經生成。

對安眠藥的譴責！

法國人每天消耗大約 1 千萬種治療失眠的藥物！不過，安眠藥會引起很多副作用，這可能會促使我們更注重天然解方，以解決我們的睡眠問題。褪黑激素（melatonin）是個好幫手。

不幸的是，苯二氮卓類藥物有許多副作用，其中最常見的是鎮

靜作用增加。症狀包含白天嗜睡、注意力不集中、記憶力減退、精神錯亂以及平衡與協調的問題。年長患者對這一類的藥最為敏感，但這也是被開最多的處方箋的族群。

這類安眠藥的另一個巨大反效果，就是藥物依賴；僅使用幾週，心理與生理上就會產生依賴性，身體需要這些物質才能正常運作。目前，「安眠藥效」已被證明在幾週後會減少，然而失眠患者繼續使用它們僅是為了避免戒斷症狀，例如感官過敏、肌肉抽搐與其他不愉快的感覺。

除了諸多的副作用以外，安眠藥促進的睡眠並非自然發生，意即睡眠的結構被修改了，而睡眠的兩個最重要階段——快速動眼睡眠與緩慢的深層睡眠——也顯著地減少。

夢的用途

睡眠期間缺少夢，可能代表有阿茲海默症的傾向，且是大腦功能不良的標記。此外，這種缺少可能是缺乏想像力的跡象，沒有整合白天被記錄下來的資料。

夢的作用是「消化」前一天發生的事件、情緒壓力與所有挫折。它使我們可以對收集在我們不同記憶中的資訊進行分類，並將這些資訊與已融入大腦構成的硬碟裡的其他資料連結起來。大腦就是如此建立起想法的關聯、建立接近事實的推論，並從已發生的事件中進行分析。缺少夢意味著這種整合沒有發生，尤其可能可以用來解釋近期記憶的障礙，因為事實再也沒有被記錄下來。

中毒者

中毒者，就是受數千種污染折磨的每一個人。我們的身體如今

必須在所有戰線上作戰，像是壓力、焦慮、久坐、水與空氣的污染、毒素、貶損的食物、菸草、酒精、鎮定劑、荷爾蒙、染料和添加物等。

在人類的歷史上，我們從未將自己的身體暴露在如此巨大氾濫的侵襲之下。大部分的當代疾病，在 1 個世紀前都不存在。我們在幾種層面上中了毒：

◆ 透過進食（現代飲食）；
◆ 透過自己照護（長期服用化學藥物、醫源性疾病）；
◆ 透過呼吸（空氣污染）。

毒品

經常使用如大麻、海洛因、古柯鹼等藥物，會導致精神病類型的精神障礙、心理動作減緩、注意力障礙、記憶力障礙、注意力集中障礙，以及運動協調障礙等。

大麻特有的天然成分為大麻素，主要的兩種是四氫大麻酚（tetrahydrocannabinol, THC）與大麻二酚（cannabidiol, CBD）。其中，只有 THC 具精神作用的效果，它會讓人「飄飄然」。

大麻會導致認知（記憶）障礙。大腦有許多大麻素受體，尤其是在某些細胞中。儘管它可以讓我們放鬆、身心安適、感到欣快且改變感知，但也削弱了海馬迴神經元之間的連接，導致成癮者注意力的問題。每日吸食大麻的人，大腦中兩個區域的體積會減少：參與記憶調節的海馬迴，以及參與情緒與刺激的杏仁核。

有時大麻會在醫療領域被使用，主要是安寧照護。

針對大麻二酚對阿茲海默症的影響，目前已有專門研究，但僅

限於小鼠。大麻二酚被認為在大腦中具消炎與抗氧化的作用，並可能誘導海馬迴的神經發生，進而對抗阿茲海默症。關於四氫大麻酚，則可能會抑制這種疾病相關的機制之一：類澱粉斑塊的聚集。

由於它的健忘效果，適當劑量的四氫大麻酚，可能反而可以抹去記憶中的不好回憶或心理創傷，進而產生正面效果。

電磁波

無線電波是在空氣中傳播的不可見波，特別是由手機或中繼天線所發出，能用以輸送訊息。某些研究調查指出，這種電波與偏頭痛、睡眠障礙、記憶障礙、耳鳴等不同的病狀有關。

電磁輻射所攜帶的能量，以及其與生物結構相互作用的可能性，非常多樣化。它具有兩種互補模型，即電磁波模型（波形）或光子流模型（微粒模型）。

許多像手機、Wi-Fi、嬰兒監控器、天線等我們熟悉的設備，在日常生活中提供良好的服務，卻很少被留意到。原因毋須說明，這些波隱形、無味，也聽不到，但它對我們的身體沒有影響嗎？對電敏感的人所遭受的長期苦難，向我們證明了相反的情況，並提供機會，讓我們深入研究有關這些物理因素的現有科學知識；這些物理因素會產生一連串的反應與痛苦，又何嘗不是一種無聲的噪音？

行動通信基地臺

近年來，Wi-Fi 網絡、手機甚至 4G 等新技術，讓我們的日常生活變得更加輕鬆。如果沒有中繼天線，這些技術就不會存在，但目前懷疑，這對我們的健康有頭痛、睡眠障礙、耳鳴，以及阿茲海默症等的影響。

雖然這些症狀起因常是多重的，但多項調查表明，居住在行動

通信基地臺附近的人，他們在頭痛、記憶力受損、注意力不集中上，以及睡眠障礙、頭暈、顫抖與憂鬱等狀態的發生率更高。

詳細可閱讀約瑟夫·伯克納（Joseph Birckner）所撰寫的《地點的影響－地球生物學與健康》（*L'Influence du lieu - Géobiologyie et santé*）一書。

對麩質的譴責

被賽納雷（Seignalet）飲食法或古代飲食法列入黑名單的麩質，是主要存在於穀物中的蛋白質。

我們常說的麩質，事實上是醇溶蛋白（prolamin）與小麥穀蛋白（glutenin）這兩個蛋白質家族的混合物。麵粉中含有麩質，因此可以製作麵包。麩質賦予麵包麵糰強度與彈性，並使其經由發酵膨脹，然後在烤箱裡變大。

許多穀物中都含有醇溶蛋白家族的一些蛋白質，例如小麥（小麥的醇溶蛋白稱為麥膠蛋白〔gliadin〕）、斯佩爾特小麥（麥膠蛋白）、卡姆小麥（麥膠蛋白）、黑麥（黑麥醇溶蛋白〔secalin〕）、大麥（大麥醇溶蛋白〔hordein〕）。這些醇溶蛋白，被認為對乳糜瀉（celiac disease）患者有毒。

醇溶蛋白存在於其他穀物中，例如燕麥（燕麥蛋白〔avenin〕）、玉米（玉米蛋白〔zein〕）、高粱（高粱醇溶蛋白〔kafirin〕）、稻米（米穀蛋白〔Oryzenin〕）或小米（小米蛋白〔panicin〕）。不過，上述這些似乎都沒有毒性，儘管關於燕麥還有很大的爭議。

小麥穀蛋白對乳糜瀉患者也有毒，但程度較輕。麩質中總共有超過 50 種蛋白質殘留，被鑑定為對乳糜瀉患者有毒。

麩質吸收不良與乳糜瀉

　　根據關於乳糜瀉的最新研究，其背後的機制如下：在消化過程中，酵素將蛋白質剪成小塊；在有麩質的情況下，這種切割是不完整的，有未消化的碎片在小腸中被發現。

　　這就是腸道增加其滲透性的方式──可能是麩質本身造成滲透性增加──以至於碎片能通過封閉小帶。這些片段因此能遇到一種稱為組織轉麩醯胺酸酶（transglutaminase）的酵素，它會稍微改變碎片的結構。這些新蛋白質具有抗原的潛力，也就是說，在敏感人士中，它們會引發免疫反應並引發 IgA 型抗體的產生，這些抗體針對的是麩質的麥膠蛋白以及組織轉麩醯胺酸酶，進而引起發炎反應，導致負責吸收食物的腸絨毛逐漸被破壞。免疫系統從針對麥膠蛋白的簡單攻擊，轉為對轉麩醯胺酸酶與腸道本身的攻擊。

　　當停止食用麩質，抗體會逐漸消失。幾個月後腸道癒合，患者病情則得到緩解。只要體內一有麩質分子，就會重新引發對腸道粘膜的攻擊，進而造成疾病。

在哪裡可以找到麩質？

　　工業型的麵包製作通常會添加大量麩質，以補充不含足夠麩質的麵粉。事實上，與過去的傳統麵包師和麵機不同，現今的工業過程需含有更多麩質的麵粉，以便進行機械揉麵，然後在部分烹調後進行冷凍。接著儲存、運送到解凍地點，然後在生產或販售地點進行最終的烹調。

　　麩質時常存在於啤酒與醬油裡，也能在更意想不到的食品中作為穩定劑，例如冰淇淋與番茄醬。此類食物含有隱藏的麩質，因此可能會帶來很大的問題，並且對患有乳糜瀉及各種對麩質敏感的人

構成危險。

現今市場上超過一半的食品都含有小麥、大麥、黑麥或燕麥的麩質，以交叉污染甚至摻假的形式作為增稠劑或黏合劑（這種欺詐行為，包括將價值較低的產品添加到另一種產品裡）。它們對乳糜瀉患者與非乳糜瀉的麩質過敏者，造成嚴重的健康風險。因此，必須要嚴格控制麩質含量，才能將其認證為適合這些患者食用的食品。

麩質也用於醫藥產品的製造（非處方藥、含漱劑、漱口水、藥用植物產品、食品補充劑、OK 繃與衛生膠布）、所有類型的化妝品與個人修護（口紅、護唇膏與唇彩）、牙膏、漱口水、護膚品與護髮產品等。

另外，它存在農場動物與寵物的食物裡，以增加食物的蛋白質含量，而狗的專用洗劑與兒童黏土（像是培樂多〔Play-Doh〕）裡，也可能有麩質存在。

症狀：麩質不耐症如何顯現？

麩質不耐症的診斷很複雜，因為它的症狀非常多樣，且與這種疾病沒有特別的關聯。此外，症狀會因疾病是在兒童或成人身上發作，而有所不同。

乳糜瀉是一種慢性自體免疫疾病，主要影響小腸，但可牽連許多器官並引起多種非胃腸道症狀。它是由攝入麩質穀物（小麥、大麥、黑麥、斯佩爾特小麥，有時甚至是燕麥）所引起，它發生在所有年齡層有遺傳傾向的人群中。這種疾病對麩質裡一部分的蛋白質（即醇溶蛋白）終生不耐受，會造成小腸內的腸絨毛萎縮，導致腸壁的部分破壞，造成吸收不良，因而使某些營養素（礦物質鹽、維生素等）嚴重缺乏。

在嬰兒身上，症狀會在飲食中加入麵粉幾週後出現，而且多樣

化，例如慢性腹瀉、營養不良、體重減輕、生長減慢甚至停止、嘔
吐等。在成人身上，該疾病表現為胃腸道紊亂（腹痛、消化困難、
腹瀉、稀便、胃食道逆流、嘔吐、胃十二指腸淤滯、腹脹）、關節
問題、神經方面的紊亂、皮膚病、口腔病、吸收不良引起的多種缺
乏（維生素、礦物鹽）、貧血、骨質疏鬆症、慢性疲勞等。

這些人在診斷確立前就會受到多年的深入調查，且可能會出現
嚴重的疾病症狀。未經治療的乳糜瀉，不僅會導致生活品質下降，
也會導致腸道淋巴瘤風險以及死亡率的增加。它與某些其他自體免
疫疾病有關，例如第一型糖尿病、橋本氏甲狀腺炎、麩質失調症、
牛皮癬、白斑病、類風濕性關節炎、僵直性脊椎炎、發炎性腸道疾
病（克隆氏症）、系統性紅斑狼瘡、自體免疫性肝炎，以及原發性
硬化性膽管炎等。

腸道通透性過高

在腸壁，封閉小帶的分解導致腸道通透性增加。麩質，無論是
何種遺傳預先傾向性，即患有乳糜瀉與否，以及來自小腸慢性細菌
拓殖（colonization）的脂多醣（lipopolysaccharide, LPS）似乎是兩個
主要的罪魁禍首。腸壁的這種高滲透性，導致難以通過的物質（細
菌毒素〔主要是 LPS〕、化學製品、微生物與部分消化的食物）進到
血液通道的量增加。

這些物質尤其刺激到免疫系統，並根據個體的遺傳傾向性，可
以引起各種疾病。

在 2011 年，一項研究指出腸道通透性惡化，在某些情況下可
能與以下疾病的發展有關，包括：

◆ 自體免疫疾病；

◆ 膠質瘤（腦癌或脊髓癌）、乳癌、卵巢癌、胰臟癌、前列腺癌、肺腺癌、在 C 型肝炎病毒感染下的肝細胞癌（肝癌）、急性非淋巴球性白血病、范康尼氏頑固性貧血、瀰漫性大型 B 細胞淋巴瘤，以及急性骨髓性白血病等癌症；

◆ 神經系統疾病，例如多發性硬化症、精神分裂症、慢性脫髓鞘性神經炎，以及視神經脊髓炎、感染、過敏、氣喘。

麩質失調是一種由攝取麩質引發的自體免疫疾病，它會對小腦產生危害，小腦控制協調與複雜運動，例如行走、說話及吞嚥的平衡中樞；它在不明原因的失調中佔了 40％，在所有的失調中則佔 15％。

以無麩質飲食進行早期診斷及治療，可以改善失調並防止其進展。治療的有效性取決於從失調開始直到確診的時間，因為接觸麩質後，小腦中的神經元死亡是不可逆的。

診斷：如何檢測麩質不耐症？

要做出麩質不耐症的診斷，必須透過血液檢查檢測血液中針對此疾病的特異性抗體（抗轉麩醯胺酸酶）。如果為陽性，則在小腸上部（十二指腸）進行取樣（活體組織切片檢查）的內視鏡檢查。最後，觀察無麩質飲食後症狀的緩解。

的確，無麩質飲食對症狀的改善與消失，以及對腸絨毛恢復（12～18 個月）的有效性，是確認麩質不耐受診斷的一個因素。此外，某些乳糜瀉患者的抗體呈現陰性，在強烈懷疑的情況下，可能需要仰賴內視鏡檢查做出診斷。

無麩質飲食

就以邏輯上而言，所有麩質的受害者，從此都應戒除食用。再一次，我們發現一個不費吹灰之力就能賺到錢的黑手黨。幸運的是，在法國，有 200 名農民保留了有機種籽，並製作這些人可食用的麵包。

第10章
五個屏障

　　為了保護我們免受所有具侵略性的外來元素與抗原入侵，身體有5個連續的過濾器。

1. 腸道生態系統

　　這是奠定在一個功能性三角之上的生態系統，這個三角就是「腸道微生物相（腸內菌叢）、進行協同與共生作用的腸道黏膜，以及腸道免疫系統」。這個功能性三角能確保消化、吸收、營養物質的辨識，以及我們「身份」（腸道免疫）的建立。

　　另外，腸道是我們身體的第一個免疫器官。事實上，人體大約有60％的免疫細胞存在腸道黏膜中。

　　腸道同樣是一個強大的微生物菌叢的家園，100兆個有益且生理上必需的細菌，主要位於大腸中。不幸的是，每天接觸的化學製品、污染、飲用水中的有害細菌、食物中的抗生素殘留、精製產品的食用，所有帶來的這些有害物，加上低養分的飲食與高壓力，再加上藥物的使用，都會是損害腸內菌叢平衡與效率的因素。

不平衡的菌叢是有害的，也是致病微生物增殖的根源。

為了保存菌叢完整性或恢復其平衡，並維持良好的腸道功能，益生質與益生菌的攝入似乎不可或缺。

一個健康的消化系統具有保護身體免受外來因素侵害的潛能。它包含 1 百兆個必需的「好」細菌，總重超過兩公斤。比我們的細胞還多了 1 百倍，比銀河系中的星星數量多了 1 千倍！

腸道生態系統的功能效率，與組成它的 3 個要素之協同作用有關。生態系統中的任何干擾，都會使腸道免疫系統對食物的辨識出錯，因而導致飲食不耐症。這個過程經常參與功能或病理障礙的發生，且必須在給出的飲食建議中加以考慮。

因此，腸道生態系統是我們健康狀況中必不可少的優先元素。腸道微生物相是這種功能協同作用中最脆弱的基本元素。任何破壞這種微生物相的現象，都會擾亂同化－吸收的過程，並干擾我們的飲食品質。

這個生態系統的管理與保護，涉及微生物相的重新平衡與支援。它們由特定的飲食補充劑——益生菌與益生質——來操作。

微生物相（腸內菌叢）

每個人的微生物相都有自己的特性，在品質及數量方面都是獨一無二的，是一種細菌指紋。生產方式（自然或剖腹產）、母乳餵養與否、飲食多樣化的品質、地理環境、衛生條件、疫苗接種（多次或過早）、胃酸、在細菌、抗體、黏液之間的交互作用等，都是影響腸道微生物相多樣性、組成與代謝作用的因素。

腸道微生物相對於改變非常地敏感。

微生物相由超過 5 百種不同的細菌所組成，分佈在整個消化道

的棲位注[1]中。因此，它由處於平衡狀態的菌落組成，正是這種平衡確保了最佳功能。這因而轉化成一個真正的生態系統，與整個身體共生。

不同細菌家族的使命是共存、防止潛在有害菌株發展，並促進良好的腸道功能。

在（非常酸性的）胃與十二指腸中，它們的量很少，在小腸中則越來越多，在大腸中又更多。

腸道黏膜

此功能性三角的第二元素——腸道黏膜——是一個非常發達的保護層組織，並持續新生（所有細胞或腸細胞在 3 週內新生）。粘液細胞經由複雜的結締纖維彼此相連結在一起。當這些連結發生改變時，它們會分離並讓更大、不良、有毒的分子，以及病毒、細菌等進入血液。這會造成腸道通透性過高與微生物相的失衡！

為確保所有組織功能，燃料是必要的，像是構成細胞膜的多不飽和脂肪酸、用於細胞新生的蛋白質（麩醯胺酸、精胺酸、維生素、礦物質等），以及用於保護細胞的抗氧化分子。所有這些營養素，都保持了這種黏膜的活力與正常功能。

益生菌是活的微生物，當以足夠的數量及正確的菌株組合來服用時，能促進微生物菌叢的發育與平衡，因而對健康產生正面作用，超越傳統的營養作用。

並非所有菌株都具有相同的特性。有些有助於重新平衡我們的腸內菌叢，有些則可以改善腸內運輸，促進礦物質與維生素的吸

---

1 譯注：生態棲位（ecological niche 或 niche）是指某一物種因其高度特化的生活方式，在生態系統中佔有一定的地位，包括空間位置與其在生物群落中的功能地位。

收，還有一些可以強化免疫系統。因此，它們的作用取決於細菌菌株，但也取決於劑量，要起得了作用，必須至少有 10 億個細菌。

La fibre d'acacia™ 合歡花纖維是具有益生質作用的豐富纖維來源，它可以更好地調節腸內運輸，並強化益生菌菌株的協同作用。

腸道免疫系統

免疫系統是一組協調的辨識與防禦元素，可區分出「自我」與「非自我」。被認為是「非自我」的，例如病毒、細菌、寄生蟲、某些「外來」顆粒或分子，都會被消除。消化道是人體接觸污染物面積最大的區域。

為了重建功能正常的黏膜，腸道免疫系統擁有兩項且看似矛盾的功能。第一項功能是產生抗體，當我們的消化道受到危險的細菌、病毒或寄生蟲攻擊，抗體就會發揮作用。相反地，第二項功能則是中和掉幾乎所有與不良飲食蛋白質有關的免疫反應。因此，腸道免疫系統可以避免產生對這些食物的免疫反應。這種現象符合「口服耐受性」（對食物的耐受性）。這兩項功能使我們得以透過對食物的耐受性以及微生物相的細胞（並因而重塑「自我」），來吸收能夠滋養我們身體所有細胞所必需的，並防止任何有可能在我們身上「寄生」且汙染我們的侵略者。

腸道－大腦的直接關係

就結構與功能而言，腸道神經系統與大腦相似。它們使用相同的感覺及運動神經元結構、相同的訊息處理迴路、相同的神經膠質細胞與相同的神經傳遞物（乙醯膽鹼、降腎上腺素、多巴胺及血清素）。

腸道包含超過 1 億個神經元，分泌至少 20 種與在大腦所發現

相同的神經傳遞物，產生身體大部分的免疫細胞，並且是 1 百兆個細菌的家園。

微生物相失衡與腸道發炎這兩種現象的結合，促使了荷爾蒙傳訊者（messenger）的傳送。例如，從腸道開始，微生物相失衡與發炎，活化了腸道的神經系統與大腦不同區域的神經細胞，並且導致代謝失調，例如糖尿病與肥胖。

腸道屏障的重建

血液與肌肉中最豐富的胺基酸是 L– 麩醯胺酸。它在蛋白質合成、免疫保護、維持腸壁完整性以及身體酸鹼平衡方面，都發揮了作用。它是胃腸功能的重要營養素，構成腸道細胞的首選燃料。它透過促進上皮細胞的修復，在維持腸道黏膜的完整性方面，發揮不可或缺的作用，因而參與了腸道屏障的修復。

我們可以添加其他的食品補充劑：

◆ L– 甲硫胺酸與 L– 麩醯胺酸協同作用。

◆ 穀維素：米糠的天然成分，對胃腸道黏膜的有益特性已被研究證實。

◆ 薑黃：在印度與中國，薑黃因為對胃黏膜的消炎與保護作用，而被使用了很長一段時間。它可以破壞或抑制導致大多數胃及十二指腸潰瘍的幽門螺旋桿菌，還有助於防止脂肪囤積並促進肝臟釋出脂肪庫存，幫助維持肝臟的正常功能。

◆ 穀胱甘肽：這是細胞中的主要抗氧化劑，特別是保護細胞免受自由基的侵害。它可減輕胃炎、胃潰瘍、胰臟炎與腸道發炎，包括潰瘍性大腸炎與克隆氏症。

癒合

綠泥由於具鹼性礦物成分，因此有助於緩衝過量的酸度，進而調節酸鹼平衡。此外，它還能用於解毒、吸收、癒合和再礦化作用。它覆蓋胃腸道黏膜、保護它、幫助癒合（輕度發炎、潰瘍性病變）並吸收消化道裡存在的毒素及氣體。

檸檬酸鋅藉由其檸檬酸鹽的形式，賦予鋅一種與小腸能生物相容的極性（電荷），使其更容易被身體吸收。它是腸道黏膜的必需營養素，參與癒合並具有消炎作用。檸檬酸鋅作為系統中的主要身體緩沖劑，因此參與維持酸鹼的平衡（血液 pH 值）。

螺旋藻在其小小的體積中含有豐富的營養成分：它含有 55~70％的蛋白質，並含有所有的必需胺基酸。它富含鐵、維生素與 γ 蘇子油酸（抗發炎的必需脂肪酸）。它是一個極好的葉綠素來源，而葉綠素對胃腸黏膜有癒合作用並有助於淨化腸道。

清理細菌的生態系統

金合歡的纖維，是具有益生質作用的豐富纖維來源。它會提高丁酸鹽與丙酸鹽的產生，擁有很高的消化耐受性且能更好地調節腸道運輸。

存在於藍莓漿果中的多酚（花青素），除了對血液循環有益處外，還具有止瀉作用，並對紓解大腸炎相關的疼痛，且對腸道痙攣有效果。這種漿果在腸道也能抗菌，這補足了它的止瀉作用。

2. 網狀內皮系統

網狀內皮系統（reticuloendothelial system, RES）[2] 由源自淋巴組織幹細胞[3] 的淋巴球組成，並在抗原（異物）穿透身體後產生。這些細胞轉化為具有免疫能力的 B 細胞、T 細胞與漿細胞。

網狀內皮系統是一組散佈在體內的細胞，特別是在某些支持組織中，例如結締組織，但也存在於：

◆ 淋巴結

◆ 肝臟（肝巨噬細胞）

◆ 骨髓

◆ 脾臟（組織成網狀物的細胞，因而稱之為網狀的）

◆ 扁桃腺

◆ 小腸的集合淋巴結

◆ 闌尾

◆ 肺泡

網狀內皮系統的每個細胞都具有相同性質：它們是有分化能力的幹細胞，因此可以產生大多數的血球（顯示的元素），尤其能產生單核球。另外，單核球可轉化為巨噬細胞，以吸收並分解代謝掉身體的外來元素。

2　譯注：以正確性而言，網狀內皮系統已是舊稱，在許多年前就正式被「單核吞噬細胞系統」（Mononuclear Phagocyte System, MPS）所取代，但在多處仍以舊稱沿用至今。

3　譯注：詳細地說是指「造血幹細胞」。

3. 血管內皮細胞

　　膠原蛋白與彈性（或結締）組織這兩種結構，形成了血管的框架。硫、銅、鋅、矽、錳是結締組織的組成元素。結締組織包括 3 種蛋白質結構，其中，第三種結構可作為黏合劑：它們是由硫酸軟骨素與角蛋白組成的蛋白聚醣。大多數吞噬細胞（嗜中性白血球、巨噬細胞、單核球）位在血管壁與結締組織中。它們是抗原呈現細胞，例如腸道黏膜中的樹突細胞、血腦屏障中的星狀神經膠細胞。

　　血管內皮在組織及血液間形成細胞屏障，它是調節血管張力與結構的關鍵因素。透過回應不同的刺激，內皮細胞能夠合成調節分子。某些力學或生理條件會干擾這項功能，稱為內皮功能障礙，其特徵為內皮依賴性血管舒張缺陷，由血管擴張因子（例如一氧化氮〔NO〕）的可用性降低以及內皮活化作用的增加所引起。

4. 血球 [4]

　　它們由單核球與 B 細胞組成；單核球會變為巨噬細胞，B 細胞則是抗體的起源。

5. 血腦屏障

　　在抗原襲擊下，第一時間只有一個器官能夠逃脫：那就是整合大腦、脊隨與周邊神經系統的中樞神經系統。中樞神經系統對於神

4　譯注：該處所指的，是有涉及血腦屏障的血球細胞，而非指所有的血球細胞。

經脈衝的傳遞不可或缺,因而受到血腦屏障的保護。

大腦的複雜功能,與非常敏感的電化學及生化過程有關,這些過程只能在不受任何干擾、恆定平衡的內部環境中發生。這就是為何血液 pH 值的波動(衡量它的酸鹼程度)不應影響大腦。鉀離子濃度的變化,則會破壞神經細胞膜的電位。

過度的藥物治療會使大腦的這種保護功能變得混亂,這就是為什麼許多活性分子不能穿過血腦屏障的原因。血腦屏障的基本元素由緊密連接的內皮細胞組成,必須有星狀神經膠細胞參與其中。

內皮細胞與星狀神經膠細胞之間的交互作用,比所有其他類型的細胞間相互作用更密切。這兩種細胞共同形成了血腦屏障。

星狀神經膠細胞

星狀神經膠細胞只位在血管周圍並組織成網狀,它形成了中樞神經系統真正的血腦屏障,用以保護神經元避免遭遇可能進入到大腦的外來物質。星狀神經膠細胞藉由緊密的接合,形成「很牢固」的上皮來做到這一點,該上皮覆蓋著腦室壁與脊髓室管膜管。

除了保護功能外,星狀神經膠細胞在「維持神經元突觸的功能」以及「神經纖維的髓鞘形成過程」中發揮重要作用:

◆ 除了別的神經營養因子外,它還會產生神經生長因子;
◆ 多虧其細胞膜上的葡萄糖轉運蛋白(GLUT-1 與 GLUT-2),它得以組成捕獲葡萄糖的首要位置,而葡萄糖是神經元活動的必需品;
◆ 它也參與了神經傳遞物的重新捕獲與降解,並藉由 Na^+ / K^+ / H^+ 通道(或稱氫離子幫浦)與鈣離子通道參與細胞外 pH 值的調節。

沒有星狀神經膠細胞，神經元就不能發育或傳遞神經脈衝，而血管內皮就無法確保中樞神經系統與寡樹突膠質細胞的分離，以區分並擔負其功能。星狀神經膠細胞與神經元之間的良好關係，是大腦平衡的保障。

小神經膠質細胞

在胚胎學上，小神經膠質細胞來自穿過血腦屏障的血液單核球。因此，如同單核球一樣，它具有吞噬與移動的特性。小神經膠質細胞時而像星狀神經膠細胞一樣位於血管周圍，時而只是鄰近血管。許多神經膠質細胞也是抗原呈現細胞。它們在死亡或神經元損傷區域累積，特別是在帕金森氏症、阿茲海默症與多發性硬化症的罹病過程中。

血腦屏障的破壞

如同在腸道上皮一般，任何外來物質的累積或有超級抗原的存在，會引發伴隨循環免疫複合物（Circulating immune complexes, CIC）的過敏反應，CIC 對血管壁會產生有害影響。

抗原的不停流動促進了 CIC 的沉積，加劇鈣離子通道抑制機制；後者最終被逆轉，導致鉀離子通道的阻塞，以及因神經元結構受損導致的缺血機製，而造成的血腦屏障破壞。

在抗原攻擊下，血腦屏障的逐漸破壞與氧化壓力的嚴重程度成正比。受損的嚴重程度從周圍神經的軸突開始，接著是中樞神經系統的神經軸突，一直到神經元的本體。

根據抗原對以下任一接受器（或神經傳遞途徑）的親和力，會導致優先受損：

◆ 引起漸凍症（ALS）的髓質尼古丁接受器；

◆ 導致阿茲海默症的皮質尼古丁接受器；

◆ 導致帕金森氏症的多巴胺接受器。

影響血腦屏障被破壞的因素

這些因素可疊放在產生氧化壓力的因素上，它們取決於：

◆ 抗原的性質（B 型肝炎病毒、EB 病毒與巨細胞病毒），這 3 種病毒具有持久性病毒的特殊性，被認為是超級抗原；

◆ 抗原的累積劑量；

◆ 暴露在抗原下的時間。

同樣地，口服避孕藥會降低代謝外來物質的酵素（細胞色素 P450）活性，促進血腦屏障的破壞。血腦屏障的功能是保護神經元免受經由血液途徑侵入的外來物質。

避孕藥、荷爾蒙替代療法以及類固醇消炎藥，會導致血腦屏障被破壞。此外，這種藥丸也會導致維生素 B6、B9、B12、C 與 B3 的缺乏。

至於 B 肝疫苗，就是注射全部或是部分的病毒超級抗原蛋白（而且是在慢性疲勞後），使其更具有免疫原性，達到破壞血腦屏障的程度，因而破壞神經元軸突的髓磷脂。

第11章

大腦可塑性

　　神經細胞長久以來被認為無法再生，因此人類被認為只擁有一定的神經元資本。它在我們出生時可供使用，並且不可能再生或更新。但如今，我們知道在某些條件之下，再生是有可能發生的。

　　由神經元網絡組成的大腦不斷地自我改造。每一次的經歷和學習，都會改變神經元的「接線」。當我們學習時、當我們想像時，我們在神經元之間（突觸）創造了新的連結區。我們加強了其中某一些、我們失去了其中某一些，這些流動是神經元的「可塑性」。

　　智力練習開發了皮質的某些部分，可以將其比作真正的大腦GPS。同樣地，在發生損傷（例如中風）後，大腦會透過尋找替代方案來自我更新。為了補償神經元的損失，專門進行其他功能的區域會對此進行補償。顯而易見的是，年齡越大，大腦可塑性下降地就越多。

　　在大腦可塑性的核心裡，我們鑑定出「大腦儲備」與「認知儲備」這兩個概念。這些概念使人理解，為何終生的認知刺激是預防阿茲海默症的天賜良機。

大腦儲備

大腦的庫存，代表與大腦結構元素相關的「被動量」，這些是大腦的大小與重量、神經元數量，尤其是神經元之間的連接（突觸連接），以及圍繞細胞核的樹突，即「樹突樹」。大腦儲備代表可用的大腦結構，個體能在需要時從中提取。

認知儲備

認知儲備是神經可塑性的一個活躍過程。這個過程是「適應性的大腦可塑性」，即個體可用在使其認知表現達到最佳狀態的能力。這種最佳化，可能是大腦其他區域招兵買馬的結果，又或者是利用慣用的認知資源開發而來的，全新或替代的認知策略結果。

人們因而意識到，這種可塑性甚至可以在老年人身上發展。阿茲海默症可能無法被根除，但它的缺陷表現會延遲幾年。這是極大的進步。

大腦儲備與認知儲備的概念，在 1998~1999 年主要由美國人雅科夫・史丹（Yaakov Stem）所研究。這一個潛在動員了大腦儲備的概念，指的是在沒有臨床徵兆或症狀出現的情況下，因年齡與大腦病變所引起變化的應變能力。基礎研究已證明一些因素的作用，包括教育、壓力管理、體育活動、睡眠、社交網路及休閒活動。在年齡增長時，將這一系列項目納入考慮，可能可以刺激大腦儲備，使認知與智力能力隨年齡的增長而維持。

阿茲海默症在疾病初期，有神經發生不良、海馬迴萎縮與情節記憶惡化等事件發生。只有在疾病的更晚期階段，短期記憶與工作記憶，以及隨之而來的智力與理性思考的能力才會受到影響。大多

數大腦訓練的練習，目的是使我們變得更聰明。

此外，也能為患者提供以提高思考能力與單字記憶力為目標的電腦訓練計劃。只是，根據一項為期 5 年的研究結果，似乎這種虛擬大腦訓練，仍無法降低失智症的風險

喚醒情感

這一類程序刺激以工作記憶為主，工作記憶主要負責思考能力及理性智力，這與在海馬迴發生的情況不同。在海馬迴，新回憶的整合，取決於經歷過的情感（而非理性的）內容。

在海馬迴裡，只有在學習內容充滿情感的情況下，才會有神經發生。如此一個虛擬程序，是如何有可能從情感的角度模擬出真實的體驗，使學到的知識在日常就能激起記憶力的提升呢？

我們如何能想像，為了預防或治癒阿茲海默症，必須得埋首於電腦練習？人類在狩獵－採集者的時代並沒有這些電腦程式，作為練習，他們與部落的成員共度時光。而就是在這種友好的氣氛中，人類的海馬迴得到最佳的刺激。

這種大腦的結構性劇變，在人的生命歷程及其可能遭逢的認知衰退間架起了橋樑。認知儲備不僅是一種自我調適的可能性，它也能被維持並開發。這就是從事能將壓力管理好的職業有可能防止智力下降的原因，就如同延緩退休一樣。

在退休期間進行豐富且有交流的社交活動，可能有助恢復大腦，包括 80 歲以後。進行運動，也可能可以提供抵抗疾病的武器。

運動

大腦的刺激在精神活動的作用下，與在體育訓練的作用下一樣

有效。既然大部分的運動都必須以用到認知及社交為前提，就很難單獨證明運動作為保護因素的功效。

從事多種活動的人患有阿茲海默症的風險降低了 50%。甚至是那些從事輕度運動（例如固定簡單散步）的人，患上智力衰退與阿茲海默症的機率也較小。適度的努力，可能會延緩認知功能下降。

運動對於我們的大腦，無論是在自傳性記憶或是別的大腦功能方面，都有正面影響，它也可以改善這些功能。這就是為何以體力刺激神經發生是有效的，並且將不重要的東西撇在一旁。因此，我們能更容易在微妙的情況下做出決定。

進行足夠的運動能改善膽固醇濃度、恢復心血管系統並調節血壓。此外，運動提供更好的睡眠品質。所有的這些作用互相影響，以降低「海馬迴型」失智症（阿茲海默症）或血管型失智症（中風）的風險。

強烈建議在新鮮空氣中散步、游泳或騎自行車。重要的是，表現規律性並放棄科技進步帶來的物理被動性。多虧科技的進步，我們的生活在物質需求上越來越舒服，但到頭來卻是一份有毒的禮物。每當我們放棄使用科技時，我們都能體驗到身心安適。

在預防或治療阿茲海默症的範疇裡，沒有必要進行高水準的運動。同樣地，那些在狩獵－採集時代的人必然相當安靜地在移動，因為如果他在森林中奔跑，會嚇跑獵物。同樣地，為了收集水果，他也會慢慢來。除此之外，他會走動幾小時（每天 4~6 小時）來獵捕並獲得生存所需的營養物質。

如何喚醒大腦？

能增加神經元與突觸數量的教育，提供了早期且強烈的認知刺

激，這創造並豐富了大腦儲備。在以後的生活裡，進行定期與多變的智力維護，能保持認知儲備。生命過程中產生的任何大腦刺激都會強化計劃、創造與主動的能力。

在認知層面上，大腦訓練的練習會強化工作記憶與反應速度。在細胞層面上，這些練習增加了樹突與突觸的樹枝狀結構。

目前已知，運動可刺激神經發生。再者，為了使新的神經元能存活，必須將其整合進神經系統中。這就是為何閱讀、寫作、遊戲、交流與音樂等活動，對於開始發展成阿茲海默症的患者而言，能延緩其認知能力的下降。如今，提供產品訓練記憶力並提高認知能力的資訊產業，正蓬勃發展著。

電腦搜尋拓展了我們的眼界。用網路，我們能找到那些永遠無法自問的問題解答。

電玩遊戲與電腦學習程式方面，只要它們能帶來改變且不會妨礙自己花時間與別人接觸，那也是種新體驗。與其他人「一起玩」，而不是「在電腦上」玩遊戲——沒有任何數位模擬能產生人類直接交流的情感深度。

在開發海馬迴與情緒記憶方面，即使是與孫子們的玩耍，也被證明是很有效的。

最容易達到目標的方法是回憶，它可以讓人依據保存了很長時間的舊回憶來喚醒精神。這就是為何，我們會讓患者講述自己生命中的故事，藉以喚起其他記憶的原因。透過幫助患者利用自我敘述，在重獲認同的過程中找回自己，這就是「敘事認同」。

另一個目標則是簡單地給予快樂。因此，有必要小心選擇我們將喚醒哪些記憶，以免勾起傷心往事。

在任何情況下，感官與情感是方法的啟動器。

情感

　　情節記憶中的回憶被情感所強化。因此，我們將根據「物品得以喚起充滿情感事件的回憶」這項能力來選擇照片、料理、香水、電影與音樂。每天陪伴病人並對其整個生命歷程最瞭解的父母或親近人士，是選物的最佳人選。

　　這些追憶代表自我表達、敘述、歌唱、移動、模仿職業、運動與舞蹈的舉動等寶貴的機會。身體接觸有時會帶來難以形容的有利條件。

感官

　　這部分運用到音樂、唱片、卡帶，偶爾會讓患者唱歌。娛樂方面應超過其他考量的因素。與病人一起唱歌是基本的，我們因而分享了同樣的歡樂。

　　音樂療法仰賴於音樂的非語言性質與情感能量，這種積極的音樂表現，透過唱歌或樂器、跳舞或聽音樂，能恢復一定的和諧。

　　斯諾澤倫（Snoezelen）法則是同時刺激 5 種感官：視覺、聽覺、觸覺、味覺與嗅覺，通常是在一個封閉的地方，一個有傢俱的房間進行。

練習多種語言

　　研究顯示，雙語，即能流利說兩種語言，可能會加快對認知測試的反應。此外，會多種語言的阿茲海默症患者，由於大腦儲備較多，其大腦萎縮的顯著程度低於其他患者

良好的睡眠

晚上睡著時，我們的大腦比白天清醒時更加活躍。就是在深度睡眠期間，才能有新的神經元被製造出來。

所以睡眠很重要，因為睡眠使自我成熟並保護我們免受阿茲海默症的侵害，這歸功於白天產生（往後則變得無用）的 β-類澱粉蛋白被排除並降解。這是一個必要步驟，讓新的記憶可以在睡眠階段後整合進海馬迴。在失眠的狀況裡，這種淨化不會發生，隔天則從過量的 β-類澱粉蛋白開始。新的記憶將無法有效率地被記錄下來，因為 β-類澱粉蛋白會阻止我們所需的神經傳遞物（即麩胺酸鹽）產生，且 β-類澱粉蛋白將會聚集而變得有毒。

關於 β-類澱粉蛋白的降解與排出，是大腦中的一個活躍的過程。在深度睡眠期間，神經元會縮小，且間隙空間（即大腦組織間的間距）增加。結果就是：腦脊髓液因而能更好地循環，並可以排出毒素，像是過量或已經有毒的 β-類澱粉蛋白。

大腦進化的 3 個主要時期

1. 子宮內生命的可塑性

大腦處於不停重組中，可塑性則意味著建構與分裂的巨大作用。被神經生物學家尚－皮耶・尚哲（Jean-Pierre Changeux）稱為「選擇性地穩定神經元與突觸的後生（epigenesis）[1]」這個過程，在幼兒期達到頂點。從懷孕的第 18 週起，我們 1 千億個神經元中的大部分

1　譯注：後生（epigenesis）是一種學說，可以理解成生物體會受到環境或時間的後天影響而造成其改變，而非僅受到其本身遺傳到的基因調控。

（其中有很大一部分會死亡，主要是在胎兒時期）都已經形成並找到了它們的目的地。

菲利普・朗貝（Philippe Lambert）表示，「這些神經元之間的連接符號，即突觸連接，之後會茂盛地增加。受到孩子在子宮內以及生命最初幾年經歷過的體驗影響，許多多餘或『不適用的』突觸連接將被消除，而其他的將被鞏固。……發育關鍵時期的結束當然不會敲響大腦可塑性的喪鐘，然而它確實降低大腦可塑性的表現強度。孩子必須學會一切（例如走路、說話等），而成年人則已經擁有許多經驗」。

在某種程度上，可塑性受到環境的支配，一些研究也已顯示子宮內環境對良好大腦發育的重要性。因此，營養不良的母親，所生下的孩子擁有的神經元較少，這會影響到他的智力。

2. 發育過程中

此階段中，功能性的神經網絡被建立起來。這種成熟過程根據特定程序來進行，所有環境因素的影響都是決定性的。

另外，營養素的可用性確保了膜的流動性（例如 omega-3、抗氧化劑、微生物相等）。

所謂的「成人」大腦期，其特點是，神經元的結構具有一定的穩定性。

3. 大腦老化

大腦的老化，昭示了成人大腦期穩定性的尾聲。環境對於這個漫長的時期有很大的影響，一方面會引發神經元死亡、樹突及突觸喪失的機制，另一方面則將會引發一種開創的過程：當突觸擴增的同時，維持樹突的生長。

這種可塑性在很大程度上得以維持連接網絡以及心理功能的表現，足以從宣稱出生後沒有神經發生的拉蒙・卡哈爾（Ramón y Cajal）手裡拿回諾貝爾獎。為了我們的幸福著想，不是這樣的！這就是為何預防阿茲海默症的政策仍有待啟動。

前述過程進行的是初級防護，也就是在疾病發作或被鑑定出來之前；而只要疾病被診斷出來，就處於二級防護中。因此人們可以調動剩餘的能力，並盡可能往後推遲無法自理與已被證實的失智症階段之前的過渡期。

當我們的大腦能躲過碼表（時間）

不得不承認，我們的平均壽命因醫學進步而增加，但我們的心智能力難道卻在生命的最後幾年倒退嗎？近期的發現顯示情況並非如此。科學家們發現，在我們的大腦中，確實受到侷限的某些區域，在任何年齡都擁有讓神經元再生的能力。

從今以後，我們對大腦的看法不再是一成不變的。從出生到死亡，我們的大腦持續地在重組，以因應環境的不停變化。

巴斯德研究院感知與記憶研究單位負責人皮耶－馬里・萊多（Pierre-Marie Lledo）教授的團隊，著手瞭解這些新的神經細胞是如何作用，以及它們的用途為何。這種稱為「大腦可塑性」的特性很少取決於我們的基因遺傳，最重要的卻是取決於我們的生活經歷。

「我們的經歷越是豐富且被更新過，大腦的可塑性也就越大。因此，甚至在成年期，大腦並未失去自我整頓的可能。換句話說，

就像潘妮洛普所織的畫布[2]一樣，我們的大腦是一個永不停工的永久工地。」

近40年來，已知當我們接收到感覺資訊（圖像、聲音等）時，這個訊號就會被處理，之後被儲存在大腦的不同區域，如有需要它就會從那裡被釋出。

這些複雜的操作由我們相互連接的8百億個神經元來執行。資訊越是豐富多樣，接觸到的數量就越多。這種特性從前被認為受限於接觸的數量，而不是受限於神經元，因為成人大腦曾被認為是一個毫無再生能力的器官，注定無法避免地失去它最寶貴的元素：神經元。

極其幸運的是，萊多教授的團隊與其他人一起證明了大腦也可以進化，這得歸功於當某些條件被滿足時大腦產生新神經元的能力。「如同皮膚、肝臟或血液，我們現在至少知道哺乳動物的2種大腦結構，能夠產生並永遠接收新的神經元，它們分別是海馬迴（形成記憶與情感的關鍵區域）以及嗅球（嗅覺系統的第一個中繼站，將位在鼻腔裡的感覺器官連接到皮質）。這項研究開闢了前所未聞的視角，它向我們提供了一系列驚人行動與思考的可能性，而這些可能可以幫助我們對現代世界的動態適應地更好，甚至是對於壓力，特別是對被一連串的抗原（相對於身體的外來元素）所污染的食物，以及經烹煮後忘卻本身能增強嗅覺系統的生食。」

為了修復我們衰弱的神經迴路，或是為了限制住年齡相關的心

2　譯注：潘妮洛普的畫布，典故出自荷馬史詩《奧德賽》，她是國王尤利西斯的妻子，當尤利西斯因特洛伊戰爭多年未歸，為了推辭眾多愛慕者，潘妮洛普對這些人宣稱需等到她將手上進行的織布畫作完工之日，方能告知她的意願。然而，其實每日夜晚她便將白天所織好的布拆掉，如此日復一日。這一詞延伸出來的意義，代表著一項無休止、或總是必須重新開始的工作。本書此處藉由這一詞比喻大腦仍有重新再來過的可能性。

理功能的衰退，人們將可採取介入措施。就如同尼采在《歡愉的智慧》（*Le Gai Savoir*）中所說的：「活著意味著不斷推開想要去死的東西。」

一場由萊多教授教授主持的盛大會議，以此結尾。

本章總結

必須要笑、跳舞、歌唱、吃健康的食物、刺激嗅覺、維持社交關係、擁有滿意的性生活、持續學習、煽動神經元、做運動，而且每天至少要走 8,000~10,000 步。良好地老去，必須有快樂相隨！

因此，活動、智慧模擬與互動，連同我們睡眠的量與品質，是海馬迴中形成新神經元的基本條件，從而有可能對抗阿茲海默症。然而，只有當我們為大腦提供它所需的食物時，這些新神經元才能成熟並發育。為了讓我們的記憶力與認知能力能持續到老年，海馬迴需要 3 個主要元素：用在神經元發育階段的組成材料、能量，以及保護劑。

第 **12** 章

阿茲海默症與嗅覺

「氣味與味道會長存，如同靈魂。它們回憶、期待、盼望，在
其餘一切皆毀的斷垣殘壁上，堅強不屈地支撐起回憶的宏偉巨
廈。」——馬塞爾‧普魯斯特（Marcel Proust），《追憶似水年華，在
斯萬家那邊》（*À la recherche du temps perdu,Du côté de chez Swann*）

氣味的記憶

　　揮發性芳香分子，在被嗅覺上皮細胞中數以千計的化學接受器
捕捉到後，會被傳送到位在大腦邊緣系統核心部位的嗅覺中心[1]。在
那聞到的每一種氣味，毫無疑問地會被拿來與患者個人的嗅覺經驗
作比較。在這些經驗裡，根據其記憶中以及情緒性的訊息，有其中

1　譯注：並非是揮發性芳香分子被傳送到大腦邊緣系統，而是一種經轉換的
　　「脈衝訊號」被傳遞過去。

一種將會被解讀為令人愉快或不悅、著迷或厭惡的氣味。透過嗅覺來作用之所以有趣，是因為它是唯一會在一開始先繞過大腦新皮質的感官。揮發性物質用一種近乎狡詐的方式（因為是不自覺地），先進到大腦邊緣系統並引發非意志所能控制的反應，從而解決阿茲海默症所遇到的行為問題，即情緒改變、喪失動力、冷漠、焦慮、憂鬱、思想衰退、煩躁不安等。

嗅覺感官是禁忌並不奇怪，因為它涉及內心最深處，涉及隱私。身兼幕後掌權者及可靠的嚮導，嗅覺與所有生物最重要的生命過程——呼吸——密切相關。正如不可能不呼吸一樣，不「想要」聞氣味也是很虛幻的想法。用「我聞不到它」或是「它在我的鼻子裡」這樣的比喻來表達更容易理解。

與直覺相關的氣味會先在不知不覺中影響我們，並對我們的神經系統產生作用。從聞開始……到感覺好多了，有越來越多的人選擇邁出這一步。

「解析揮發性物質引起的嗅覺感知」這門科學稱為芳香心理學，而「作用在神經嗅覺受體的治療」則稱為嗅覺療法。

儘管嗅覺障礙不被擺進阿茲海默症首要的臨床表述裡面，但它很常見。而且，無論是在臨床的實證應用，或是在非常缺乏病識感的患者之中，它都經常被遺忘。過去 30 年內，文獻已經證實在阿茲海默症裡，只有涉及某些氣味的早期嗅覺損傷會隨著疾病的惡化，並擴及所有氣味的嗅覺損傷。

在《神 經 科 醫 師 來 信 月 刊》（*La Lettre du Neurologue*）2010 年 5 月出版的第 14 冊裡，貝桑松神經科學實驗室的隆比恩（S. Lombion）、倫巴赫（L.Rumbach）與米尤（J.-L.Millot）研究了關於嗅覺與神經退化性疾病，其在病理學之間的關係。

「嗅覺感知呈現出將情感成分（享樂、愉悅、不悅）與不同種

類的認知過程（識別、分類、命名）立即主動結合的獨創性。它可能使用單獨的神經網路來處理這些不同的操作。與其他感官刺激相比，氣味的情感面向尤其重要。氣味會引發各種情感反應，調整我們的心情產生愉快或不舒服的強烈體驗、維持我們的好感、產生平靜或渴望的狀態。它以含蓄或露骨的方式，使思路順暢或受到阻礙。」

從這些情感影響中，氣味會迅速被解讀成選擇、偏好、行為、依戀或厭惡。

如同許多其他專家，研究人員已建立起「嗅覺能力變化與某些神經退化性疾病」之間的對應關聯，可能可以作為診斷與預測這些疾病的工具。

嗅覺系統的獨特之處

嗅覺因其神經解剖迴路的獨特性，從其他感覺系統中脫穎而出。由於嗅覺系統比視丘發育得早，因此嗅覺途徑直接連結到位於大腦底部的古老結構。尤其具有杏仁核與海馬迴的大腦邊緣系統，是記憶與情感的核心所在，這意味著嗅覺擁有進入大腦的特權。這些特殊之處解釋了氣味與嗅覺「記憶」的情感特徵。在基本結構的處理是自動且無意識的，這就是為何當人們感知到一種氣味時，無論它被欣賞與否，第一反應都是情緒化的。只有在接下來，氣味訊息才會和視丘與新皮質聯繫，與別的感覺系統不同，它直接連結到新皮質（Brand，2003 年）。

與嗅覺相關的多數大腦區域隸屬於邊緣系統，負責處理情緒與記憶。

嗅覺系統的解剖構造特殊，它的神經接受器與杏仁核及海馬迴

直接相連。這與視覺不同，視覺途徑是經由新皮質到達杏仁核，因此嗅覺、情緒與記憶之間，存有特殊的解剖學連結。

嗅覺的生理機制

嗅覺黏膜的結構以這樣一種方式組成，以至於嗅覺是人類初級感覺的唯一器官。實際上，這種黏膜的每一個嗅覺接受器都是一個神經接受器，其頂端接觸到吸入的空氣，並直接連接到大腦的嗅球（第一個中樞神經系統的中繼站）。

在阿茲海默症裡，嗅覺系統的特殊受損及其與邊緣系統結構上的連結，加上嗅覺記憶的強烈情感性，構成了在該病中支持研究嗅覺障礙的臨床利益論點。

嗅覺障礙並非阿茲海默症所特有：它存在其他的神經退化性疾病中，像是帕金森氏症、路易氏體失智症、血管性失智症或額顳葉失智症，以及某些精神疾病，如精神分裂症或憂鬱症。阿茲海默症與帕金森氏症的病程變化不同，但有時與其他神經退化性疾病相似。因此，應繼續對嗅覺障礙的研究，因為嗅覺障礙對區別診斷是很有幫助的（Frasnelli 等人，2013 年）。這些診斷意義對於預防及改善治療是不可或缺的（Sohrabi 等人，2012 年）。

胚胎發生

嗅覺系統是離大腦最近的感覺器官。它也是第一個在胚胎發生過程中形成的感覺器官。

「能感知到氣味物質的嗅覺感官，是懷孕期間最先發展的感官之一。事實上，從懷孕的第 3 個月開始，嗅覺接受器就會出現，羊水會在胎兒的鼻腔中循環。發育隨著大腦成

熱而持續著，而嗅覺的敏銳度則在第 29 週（第 7 個月）開始發揮作用。第一次的嗅覺體驗發生在子宮內，因而可依此解釋孩子出生時的感知吸引力（attirance perceptives）。」（Schaal 等人，2004 年）

嗅覺相關的主要解剖構造

嗅覺系統由三個結構組成。

- 廣泛系統(或稱初級系統)：刺激引起嗅覺，導致有意識的行為。
- 三叉神經系統：刺激引起體感(觸覺、熱感覺、痛覺或潮濕感)。
- 犁鼻器系統：此構造會偵測費洛蒙並誘發具性意涵的無意識行為。

人類的犁鼻器（或稱雅各布森器〔organe de Jacobson〕）雖然較不發達，但此構造位於前鼻中隔的兩側。它在解剖學和功能方面，與主要的嗅覺系統不同。如果我們破壞動物的這個構造，會發現他們變得不再具有性慾！

周邊神經系統

它證明了鼻上皮及／或嗅覺接受器的功能。可透過測量嗅覺偵測閾值評估其完整性。喬爾杰維奇（Djordjevic）等人於 2008 年指出，這項試驗與阿茲海默症患者認知表現的相關性最小，因此構成了純粹的嗅覺測量。

嗅覺神經元

它們代表了 60~80％的神經受體細胞，功能是捕捉氣味並傳遞訊息。軸突能傳送神經脈衝到嗅球。所有嗅覺神經元的集合形成了嗅覺神經。當接收到訊息時，嗅覺神經會產生到達嗅球的動作電位。

支持細胞

這些細胞透過不同方式保護嗅覺神經元：

◆ 降解鼻腔中存在的外來有機分子；
◆ 將嗅覺神經元彼此隔開；
◆ 產生對動作電位及訊息傳遞很重要的鉀離子。

中樞神經系統

第二個過程，涉及到高階的認知處理，這些處理會需要氣味的感知表現與語意表現。

嗅球

神經元聚集在一起形成位於腦前端的嗅球。其作用是處理來自嗅覺神經元的嗅覺資訊。它是中樞神經系統處理嗅覺資訊的第一個區域。事實上，它在將資訊發送到大腦更高位結構之前，會先將其進行處理及編碼。嗅球的功能是將訊息塑造成更清楚且更明確的意思。

大腦

將嗅覺資訊傳遞到大腦的路徑有 3 條。

外側束（外側路經）

這條路徑是從嗅球通往初級嗅覺皮質。然後，傳入的訊息會被發送到負責處理情緒的視丘及邊緣系統（海馬迴與杏仁核），因此情感的聯想會時常與某些氣味密切相關。

中間束（中間路徑）

這條路徑是從嗅球通往嗅結節（嗅球的延伸），接著到達視丘。

正中束（正中路徑）

這條路徑是從嗅球通往眼窩額葉皮質，接著到達視丘。

嗅覺系統的病理學

嗅覺障礙的專有名詞為嗅覺異常（dysosmia）。

由於嗅覺系統受損，失去嗅覺後隨之而來的是整體的多重障礙，並且時常會有一段與嗅覺喪失有關的強烈憂鬱期。

數量問題

嗅覺喪失

嗅覺的失去，可能涉及所有氣味，有時則牽涉其中部分氣味（特定的嗅覺喪失）。嗅覺喪失時，常會再附帶味覺喪失（對等於嗅覺喪失，只是涉及到的是味覺）。然而，這種嗅覺喪失可能是肇因於鼻竇阻塞，尤其是在有鼻瘜肉的狀況下（與過敏體質有關）。

嗅覺遲鈍（Hyposmia）

因創傷或慢性感染引起的較為溫和的嗅覺減退，但也有遺傳或是先天性的案例。

嗅覺過敏（Hyperosmia）

嗅覺能力顯著增強，這就是為何人們能辨別出吸菸者的身上少了一根菸（編按：因為被抽掉了）。這種症狀可以在患有叢發性頭痛、偏頭痛或慢性腎上腺機能不足的人身上觀察到。

質的問題

惡臭幻覺（Cacosmia）

患者會聞到惡臭、腐敗或令多數人感到不適的氣味。這種特殊的問題有生理原因（鼻炎、鼻竇炎、腫瘤）或心理原因。有一種相近的鼻部疾病名為臭鼻症（ozena），這一種伴隨有惡臭味結痂的慢性鼻炎。

嗅覺倒錯（Parosmia）

將一種氣味扭曲成另一種，通常使人感到不適。

幻嗅症（Phantosmia）

這是對「不存在」的氣味感知，發生在沒有氣味散發的情況下。感受可以是愉快或令人不適的。

第 **13** 章

精油的運用

作為非藥物療法的嗅覺

因為阿茲海默症是無法治癒的，這就是非藥物介入會成為重要策略的原因。

現在我們知道嗅覺系統是最接近大腦的感覺器官。又由於知道嗅覺的中央系統會調動阿茲海默症患者的受損區域，嗅覺刺激或嗅覺療法因而可構成非藥物的治療。

嗅覺療法作用在嗅覺感官刺激的層面上，這種作用是多重的，像是：

◆ 營造一種身心安適的狀態；

◆ 開發後天的嗅覺記憶；

◆ 創造或重建時空定位；

◆ 建立嗅覺心錨 [1]；

◆ 運用幾樣參考氣味來幫助尋找認同。

醫院開立的處方精油

　　芳香療法以審慎但安全的方式，在越來越多的法國醫院部門裡佔有一席之地。從放鬆的簡單擴香到真正的治療反應，它的使用變得專業化，並且以更加天然又有效的「藥物」改變了醫療界，為患者、家庭與護理人員帶來更大的益處。

　　幾年前，少數使用芳香療法的護士或醫院的醫師傾向保持審慎，因為這種做法在法國似乎很放肆。但漸漸地，公眾壓力與首批科學研究的支持，以及其他歐洲國家具說服力的經驗之下，法國的醫院開放使用，而且有越來越多部門將香氣正式用在工作空間當中。

　　老年醫學與安寧療法部門，是最先對芳香療法感到有興趣的。年長者經常服用多種藥物，因此對治療副作用更為敏感，這鼓舞了醫學界將其他類型的護理進行整合。此外，精油也在許多的老人長照機構被使用。

1　譯注：心錨是一種心理機制，與俄國心理學家巴夫洛夫（Ivan Petrovich Pavlov）所發現的「條件反射」（conditional reflexes，又稱「制約反應」）有著非常密切的關聯。巴夫洛夫發現，如果每次餵狗時都搖鈴，經過一段時間後，就算光搖鈴沒拿出食物，狗一聽見鈴聲也會開始流口水，該過程便稱為條件反射。神經語言程式學（NLP）的共同創始人發現，人類也會出現類似條件反射的機制，並將其命名為「心錨」。

精油的多重作用

芳香療法以天然的方式豐富了治療師的護理範圍。嚴格的規範（醫療處方、可追溯性、評估）已被建立，護理人員也接受過這種方法的培訓，他們現在將其融入到日常生活裡。

因此，他們能在植物油中以稀釋過的冬青和卡塔菲精油組合，為關節疼痛提供迅速的反應，這有助於限制強效止痛劑的使用。

為了平息這些患者時常出現的焦慮、苦惱與激動，一些醫院，像是瓦朗謝訥或科爾馬的巴斯德醫院，透過吸入法（用紙巾或是個人吸入棒）以及在背部、足弓、胸骨或手腕內側塗抹的方式來使用薰衣草、甜橙及羅馬洋甘菊精油。

至於香蜂草，它以特殊的方式被用於幫助放鬆。在生命的尾聲，這種類型的護理大大地改善患者及其親屬的陪護。護理人員重新回到他們工作的核心：照顧。

除了它們的治療優點，精油也改變了關係。

對於阿茲海默症患者來說，嗅覺工作坊的目的是要擺脫掉孤立與封閉自我，激發記憶力與情緒，重溫往日回憶。嗅覺與涉及情感結構之間的直接連結，在進行一場藉著重溫被埋藏且充滿情感回憶的時光之旅時，大有助益。對失智者來說，模糊的回憶是他們重新發現自己一部分身分的機會，是平靜與快樂的源頭。工作坊提供的這種幸福感，也能促使藉由讓患者重拾生活與交流的樂趣，來對抗冷漠與憂鬱症。最後，因氣味而甦醒的感官，則參與減慢退化的過程。（Gorret 等人，2014 年）

恢復乙醯膽鹼

在阿茲海默症患者身上檢測到的許多神經媒介異常中，精油目前有可能針對其中的兩種來作用：「不足」的乙醯膽鹼（ACh）以及「過量」的麩醯胺酸（作用在一種名為 NMDA 的受體上）。

這些藥物不會作用在阿茲海默症的（未知）原因，而是作用在神經傳遞物的大腦分子上面。

乙醯膽鹼是一種參與大腦認知功能並影響心情的神經傳遞物。在阿茲海默症患病期間，它的濃度會降低。為了增加乙醯膽鹼的可用量，能以「抗膽鹼酯酶」藥物阻斷它被破壞。透過這種抑製作用，某些芳香分子以可逆的方式與乙醯膽鹼酯酶相結合，以增加大腦中可用的乙醯膽鹼量。運用這些精油可明顯改善認知功能，而沒有任何化學處理（例如愛憶欣）固有的副作用。

這些研究採用的精油是迷迭香，其中含有 60％的桉油醇、10％的萜烯酮類（樟腦）以及 15~35％的萜烯類。這些專家認為，對乙醯膽鹼酯酶的抑製作用，可能源自桉油醇迷迭香中所含的桉油醇與 α－蒎烯的協同作用所致。

迷迭香刺激記憶力、注意力與警覺性。它有助於集中注意力，並適用於智力過度勞累的情況下。就能量而言，它賦予了衝勁及力量，並與檸檬精華能有很好的搭配。

桉油醇迷迭香提供了一種接近澳洲尤加利以及羅文沙葉的成分。正因如此，它將可以用於同樣的適應症，並將其中的一種或另一種一起搭配，以獲得優良的協同效應。

另外，迷迭香主要用於擴香及按摩。

精油的選擇

　　為了刺激嗅覺系統，我們會提供多種精油。

　　含桉油醇的迷迭香精油經空氣擴散後，能夠在改善記憶障礙患者生活品質的同時，幫助他們記住要執行的日常任務。同樣，在2013年的一項實驗中，英國心理學會證實，吸入「迷迭香」香氣的人比起沒有使用的人表現得更好。

　　胡椒薄荷精油、生薑精油、絲柏精油以及檸檬精華具有刺激性。它們會刺激智力活動，使精神振作。

　　這些特性也出現在一些富含桉油醇的精油，像是藍膠尤加利精油、迷迭香精油。

　　真正薰衣草與醒目薰衣草中所含的高劑量沉香醇，能增進記憶力。由於被記住的資訊首先被存在海馬迴，之後才往皮質轉移以進行非常長期的儲存，因此嗅覺刺激促進了學習的鞏固。

馬鬱蘭

　　通常都會說，馬鬱蘭具有鎮淨的特性。然而，精油能量學的發現反而賦予它提振精神的特性。處於代償失調期，具有失眠、消瘦、畏寒、煩躁等症狀的緊張患者，可從萜品烯－4－醇（以及精油中包含的其他醇類和單萜烯類）中獲取益處，能讓精神－神經－內分泌－免疫軸線重新充電。這種充電完成後，患者將呈現出一種深層且真正的平靜，而非抗焦慮分子與安眠藥所產生的幌子。

萜烯類及其精油

　　它們是腎上腺皮質興奮劑與止痛劑。單萜分子存在於芸香科或

柑橘類水果（檸檬、柳橙、橘子的果皮）以及針葉樹（冷杉、黑雲杉、歐洲赤松）中。這些萜烯類在擴香中的刺激效果，有助於維持精神活動與一定的警惕性。

可以在配方裡添加真正薰衣草，特別是橙花精油（苦橙的花），它是神經病學中必不可少的精油，例如抗憂鬱、降血壓、重新平衡心理－情緒領域和減壓，並可平息煩躁不安，使人更容易入睡。透過對中樞神經系統的作用，它還能調節焦慮、悲傷與哭泣。

使用策略

面對阿茲海默症，建議在早上刺激嗅覺系統，在傍晚與晚上時讓大腦平靜下來，這需要運用到以下不同的 2 種作法為前提。

1. 維持智力警覺與刺激記憶的協同作用

使用噴霧器（超音波精油擴散器），共 20 滴。

- ◆ 30% 桉油醇迷迭香精油
- ◆ 10% 馬鬱蘭精油
- ◆ 20% 檸檬（果皮）精華
- ◆ 20% 真正薰衣草精油
- ◆ 20% 黑雲杉精油

2. 平息焦慮與減少行為障礙的協同作用

鑑定一下此對象最愛好哪一種協同作用，以便在他的房間裡定期向他提供這種協同作用。對於這種類型的常規擴香，建議使用噴

霧器，以避免任何過量的風險。

以下精油具有的協同作用，能平息患者的焦慮並恢復一定的和諧。所有的這些協同作用，將可減少壓力狀態，並有助於打造更好的休息品質。

協同作用 #1

◆ 羅馬洋甘菊精油
◆ 檸檬馬鞭草精油
◆ 橙花精油

協同作用 #2

◆ 醒目薰衣草精油
◆ 沙羅白樟精油
◆ 依蘭精油

協同作用 #3

◆ 真正薰衣草精油
◆ 橙花精油
◆ 檀香精油

使用橙花配方

憂鬱病、輕度憂鬱症

◆ 橙花精油 0.5 ml
◆ 馬鬱蘭精油 1 ml

◆ 花梨木精油 2 ml

◆ 佛手柑（果皮）精華 1 ml

◆ 杏桃核油 5.5 ml

　劑量：3~4 滴，滴於太陽神經叢及／或面部與手腕內側，根據
　　　　需要重複施用。

重度失眠

◆ 橙花精油 1 ml

◆ 羅馬洋甘菊精油 2 ml

◆ 依蘭精油 1 ml

◆ 杏桃核油 6 ml

　劑量：睡前在足弓、太陽神經叢與手腕內側各滴 4 滴。

生命尾聲的煩躁不安、過度興奮

◆ 橙花精油 0.5 ml

◆ 乳香精油 1 ml

◆ 當歸（根）精油 0.5 ml

◆ 杏桃核油 8 ml

　劑量：睡前在足弓、太陽神經叢與手腕內側各滴 4 滴。

藉由鼻腔

　　嗅覺療法治療的神經系統紊亂（壓力、情緒、行為）與神經系統疾病（阿茲海默症、帕金森氏症等），建議能藉由鼻腔來作用。

　　嗅覺法是一個小型儀式，需在手腕內側塗上幾滴稀釋過的精油後，雙手合十，蓋住鼻子，練習連續重複 3 次長而深的吸氣，並隨

意願重新開始。這麼做的目的，是利用與體驗相關之所有精油氣味的訊息活動／作用，以及患者的個人病史，以調節並協調所有心理情緒反應。

　　嗅覺療法適用於尋求自我漸進發展的患者，以管理行為障礙及身心問題。它巧妙地作用在神經系統的核心控制部位，在精神病學、神經病學與安寧治療等單位裡，有著亮眼的表現。

藉由皮膚：按摩

　　觸摸身體是與人類和解，但醫師不再觸摸身體。觸摸皮膚就是觸摸大腦，大多數的皮膚病是身心疾病（例如濕疹、白斑病、牛皮癬等）。在胚胎形成的過程中，第 3 週出現的第一個小葉是外胚層，是大腦與皮膚的起源。它們是發出相同振動[2]的「雙胞胎器官」。

　　皮膚及其黏膜在多種疾病下，提供了重要的多樣用途，以及保障使用安全。由於考量到一點點精油滴就代表了「小小的生化炸彈」，因此幾滴就足矣。

　　對於年齡較大的兒童與成人，每次塗抹的常規劑量由 8~15 滴不等。只要精油既不具腐蝕性也不具刺激性，這種劑量的精油可單純地被使用。根據經驗，首次護理會建議添加 50% 的植物油。以下植物油為首選：聖約翰草、摩洛哥堅果、澳洲堅果、甜杏仁、金盞花、瓊崖海棠、紫蘇、杏桃核。

　　另提供一些按摩配方。

2　譯注：作者所謂的「發出相同振動」只是一種隱喻法，類似日常口語所說，人與人之間磁場或頻率相同等，是想再次強調大腦與皮膚都來自外胚層。

恐懼症（-phobia）、作惡夢、強迫性思考（obsession）

◆ 當歸（根）精油 1 ml

◆ 杏桃核油 9 ml

遵照嗅覺規範，根據症狀的嚴重程度，在晚間或每天使用 3~4 次。

心臟額外收縮（extrasystole）、心悸（palpitation）、易怒

◆ 當歸（根）精油 0.5 ml

◆ 羅馬洋甘菊精油 1 ml

◆ 乳香精油 1 ml

◆ 杏桃核油 7.5 ml

在太陽神經叢滴 4 滴，以及／或伴隨些許蜂蜜或蔗糖滴 4 滴在嘴裡，亦可根據嗅覺法來使用。

痛苦、焦慮、失眠

◆ 當歸（根）精油 0.5 ml

◆ 馬鬱蘭精油 0.5 ml

◆ 真正薰衣草精油 0.5 ml

◆ 柚子精油 1 ml

◆ 杏桃核油 7.5 ml

在太陽神經叢滴 4 滴，以及／或伴隨些許蜂蜜或蔗糖滴 4 滴在嘴裡，亦可根據嗅覺法來使用。

煩躁不安、興奮

◆ 苦橙葉精油 2 ml

◆ 橙花精油 0.5 ml

- ◆ 柚子精油 1 ml
- ◆ 杏桃核油 6.5 ml

在太陽神經叢及／或嘴裡及／或手腕內側 4 滴，並根據需要重複施用。

此外，在阿茲海默症的患者中，對言語減少投資會增加溝通上的困難，有時會讓只立基於受試者言語的傳統心理治療變得不切實際。著眼於這一點，嗅覺組成了一個強大的心理槓桿，處在情感與回憶的十字路口，具有能發揮感官調節作用的潛能。多虧了氣味，患者將因此能（重新）找到這種感官語言在生命早期階段紮根（錨定）在他身上的過去，甚至是久遠以前的痕跡。

用來呼吸的精油

直接從瓶中對著精油呼吸是最簡單的方法（每天 2~3 次，每次 1~2 分鐘）。因此可以根據症狀來使用一組精油。

很多時候，患者會覺得有壓力並且痙攣。在進行所有其他治療前，我們建議使患者放輕鬆；為此，可選擇真正薰衣草，它含有沉香醇（40％）與乙酸沉香酯（50％）這 2 種活性成分。它具有強大的抗痙攣、鎮痛、鎮定、降血壓的作用。

其適應症有壓力、焦慮、痛苦、睡眠障礙。

薰衣草也會刺激與抗焦慮藥相同的大腦區域。目前已在小鼠身上進行過測試——與別的個體相比，有對薰衣草呼吸的小鼠，呈現出焦慮感減弱。

另外，藉由呼吸途徑吸收到血液裡，會直接影響到大腦的細胞受體，例如神經傳遞物 GABA 的受體。

　　芳香療法中的皇家精油是薰衣草，藥櫃裡永遠要有它。由於它作用的多功能性及完美的無害性，幼兒也可使用。尤其會藉由呼吸途徑，這比口服途徑來得更有效。

　　橙花精油也是如此，它能重新平衡神經系統（抗壓、抗憂鬱與舒緩）。

　　附錄中有可進行精油擴香的清單。請以購買 5 ml 瓶裝為優先。

第 **14** 章

食物的烹煮

　　我們的祖先在飲食方面經歷過兩個偉大的時期：首先是由嗅覺主導的生食時期，接著是由味覺主導的烹煮時期。

　　古人類學家已能觀察到，幾千年來，在高溫烹煮帶來的外來分子反覆進攻下，作為我們祖先面臨危險時首要的警覺感官──嗅覺系統──已從遭逢重大基因突變，一直到人類生存與適應的原始本能都變了質。

　　高溫烹煮會在食物中產生無法被我們酵素與細胞辨識的新分子（經烹煮而被改變的空間結構）。這些分子轉變（加上許多維生素，如 B3、B6、B9、B12 的破壞）所引起的變化，不僅在食物的外觀，也在味道及嫩度（這使得吃肉變得更容易）上受到好評，尤其是食物的可消化性。因此，某些不好吃或是苦澀、難以消化，甚至是氣味令人厭惡並因此具有潛在毒性的生蔬菜（馬鈴薯、木薯、豆類、穀物等）經烹飪、加工（時常與其他食品成分混合）後，可被食用且無外觀上的損害，如今就如同只追求味覺享受的終極目標。

新陳代謝被打亂

生活在這個星球上的所有動物，都以生食為食。人是唯一會煮飯，也是唯一患有退化性疾病的動物。他們與吃著主人剩菜的寵物，共享相同的命運。

這種看似尋常的日常烹飪藝術並非沒有代價，因為它導致食物的轉變。所有已知的烹飪方式，像是蒸汽、加壓、烤箱、燉、灰燼、烤肉架、烤肉串，煮沸或是在微波爐中，都會產生特定與多變的後果，並且對某些人有害。

在熱上升的過程中，分子碰撞、斷裂並隨機附著在別的結構上，形成了新的、不存在於自然界中，且非常複雜的組合。

而在烹煮的過程裡，當糖分子與蛋白質結合時，會有梅納（Maillard）反應[1] 過程中產生的分子。這些分子在生理上不被人體所吸收，它們也不能被代謝，因此會造成微生物相失衡（即腸道不通透性）。另外，烹煮會使醣類聚合，油類更容易氧化並循環（因為它們是不飽和的）。因此，會建議避免加熱富含不飽和脂肪酸的葵花油、玉米胚芽油與芥花油，如此會造成異構體形成。然而，酵素只作用在原始與天然的物質上，並不作用在我們身體無法辨識或代謝的異構體。

一連串的下游代謝損傷

如果人不顧一切地選擇了熟食，則應記住：烹飪時間越久且溫度越高，催化劑與營養素的破壞就越大。重點條件列表如下。

---

1 譯注：簡單地說，在烹調過程中，胺基酸與糖的結合，即為梅納反應。

◆ 從 50℃開始，某些酵素被破壞；

◆ 從 60℃開始，維生素 C 被破壞；

◆ 從 90℃開始，維生素 B 與 E 被破壞；

◆ 在100℃，絮凝作用2會沉澱礦物鹽與微量元素、食物變得無法
　被吸收、脂溶性維生素 A 與 D 的氧化；

◆ 在 120℃，會破壞掉剩餘的維生素（B2、E、B3）、脂質會解離
　為焦油與苯并 [a] 芘（油煙）。

白血球增多症

　　洛桑臨床化學研究所（l'Institut de chimie clinique de Lausanne）
的保羅・庫查科夫（Paul Kouchakoff），於 1930 年代進行一項研究；
研究推測，人體可能會將熟食辨識為有害入侵者，因此必須將其消
除。簡單來說就是：食物一進入口腔，白血球就會衝往入侵的地方
（腸道）。這可能會導致消化性白血球增多，表示出因攻擊而引起的
發炎體質。庫查科夫發現，生吃食物時不會有消化性白血球增多。
的確，當吃生食時，血液中的白血球數量不會增加；相反地，熟食
及加工食品肯定會引發白血球的動員。如果在熟食之前攝入生食，
則不會發生白血球增多症。

維生素

　　最脆弱的維生素（水溶性維生素）在 60℃會被破壞，而最有抵

2　譯注：丙烯醯胺是「梅納反應」過程中的其中一個產物。事實上，丙烯醯
　　胺是聚合物「聚丙烯醯胺」的單體，此類聚合物可作為用於水或廢棄物處
　　理的絮凝劑，製紙業上則作為強化劑。

抗力的維生素（脂溶性維生素）在 120℃會被破壞。

維生素是人體完成數千次建構與破壞操作會需要的有機物質。所有維生素都能在代謝鏈的各個層面產生特定反應，它們對所有生物的生長與功能不可或缺。

酵素

食物由維生素、礦物質、蛋白質、碳水化合物與脂質還有酵素組成，根據生食愛好者的說法，這些酵素可能可以讓身體更好消化並吸收食物。然而，烹煮會使這些酵素變性。愛德華・豪威爾（Edward Howell）博士認為，消化系統因而被迫要使用一般新陳代謝的酵素，以確保熟能被消化。

沒有消化酵素，就不可能有有機生命。它們是反應的催化劑，能增加我們消化的生化反應。

我們的身體含有超過 15,000 種酵素。消化的複雜性隱藏在酵素的特性裡，這些天賜的物質——酵素——具有加速化學反應而不參與其中的特性，同時是在體溫下作用。由於不參與反應，酵素本身被發現能在反應結束時維持原狀，並在反應結束時還能夠再次起作用，意即它們是催化劑。

礦物質

無機礦物質無法被人類使用，因為它與分子結構的結合很差。透過植物，它成為更複雜、更活躍的分子結構的一部分。惰性礦物質有了改變並且活躍。就是在這種形式下，我們才能吸收它。

烹煮會加速食物的分子振動，而礦物質會從與其結合的複雜結

構中逸出。這些礦物質變得自由且會回到原始的無機狀態。烹煮蔬菜的水富含這些無機礦物質，它們不能再與別的物質結合，包含維生素、酵素，以及用於細胞建構的胺基酸。這些礦物鹽的累積，會導致組織硬化及動脈硬化。

另外，飲用水中的礦物質無法被代謝。它們會堵塞腎臟[3]。

蛋白質

烹煮會使所有蛋白質凝固，這就是烹煮時蛋白變硬以及肉的體積減少的原因。凝固會使它們對消化液的滲透性降低，導致胃酸過多。另外，烹煮肉類會造成約60％的生物可用度[4]（bioavailability）損失，並留下許多酸殘留物。為了彌補這些胺基酸的損失，建議多吃蛋白質以確保最低限度的胺基酸補充，但這會導致主掌消除的器官工作量激增，因這些酸性廢棄物而超載。而植物性蛋白具有易於生食的優點，因此不會因烹煮而有所改變（發芽的豆類、油性種籽、綠葉、芳香草本植物、腰果、山核桃、榛果等）。

脂質

加熱的油會變性，會變得飽和並帶有所謂的「反式」結構，無法被身體使用。

3　譯注：一般而言，水中的礦物質與結石形成雖有一部份關係，但並非主要決定因素。許多原因也會造成結石，光是飲用含高礦物質的水並不一定會產生結石。尿液中的酸鹼度、溶解度、礦物質量、尿量、腎臟尿路本身的結構，都是影響因素。
4　譯注：營養素的生物可用度，是指食物中被吸收並利用的營養素比例。

超過 200℃，脂肪會產生新的化學化合物，稱為新化學物種（chemical species），具有很強的毒性。最為明顯的是燒焦的肉類硬皮，其中含有致癌物質丙烯醛（acrolein）。

另外，肉與魚類其肉眼不可見的脂肪被氧化並變得飽和，需要一個含內源性膽固醇過量產生的更為複雜的代謝途徑。

油性種籽含有卵磷脂，這是一種脂肪的乳化劑，有利於它被消化。在烘烤過的油性種籽中，卵磷脂會失去它的乳化特性。

可避免的烹煮方式

高溫烹煮（110℃以上，尤其是 200℃），如油炸與燒烤，突變劑與梅納反應過程產生的分子會明顯增加。

在這種情況下，蛋白質食物則比碳水化合物食物會產生更多的致癌物質。因此，肉類、魚類、某些醬汁與肉湯會令人害怕。油脂的添加更是會增加這些物質的生成。

油炸

它是一種煮沸的脂肪物質。每一種脂肪物質的臨界點（稱為煙點）表示的則是會使其變性、飽和、產生難以消化或是有毒（致癌）化合物的溫度。

橄欖油在 210℃ 時達到它的臨界點，而花生油是在 220℃ 時達到臨界點。鴨油則是一個例外，它沒有這些缺點，可以不時用來烘烤馬鈴薯。鵝油與鴨油傳統上用在法國西南部的料理，它們富含單元不飽和脂肪酸及飽和脂肪酸，這使它們成為較不脆弱、不易氧化與經得起烹煮的油脂。

含有 omega-3 的油在高溫下是不穩定的。奶油不是用來烹飪的

好油脂且煙點很低（120~140℃）。為了避免攝入過多的飽和脂肪酸，使得代謝超過負荷並產生有毒物質，除了豬油、棕櫚油、棕櫚仁油與椰子油之外的所有其他脂肪物質，被禁止用於油炸食品。這些脂肪酸與心血管及神經退化性疾病之間的關係，早已為人所知。

用微波爐烹飪

微波爐一旦連接到電力網，即使不工作，也會在半徑範 4~5 公尺內發出電磁場。這些電爐的輻射外漏，在購買當下幾乎不存在，在使用幾天後會迅速顯現。

從微波爐裡出來的食物，在從爐裡拿出來後的 10~15 分鐘內不應食用，因為它們至少會發出 10 分鐘的微波。這種讓食物完全失活並深刻改變其結構的技術，使水分子的方向每秒變化超過 20 億次。

當然，如果您等了 10 分鐘再吃，就失去了因速度所獲得的寶貴時間，而且食物這時已冷卻，也就失去了所謂先進技術提供的所有「益處」。正常來說，大部分的說明裡都會提到要遵守這項延後的辦法，可惜大部分的使用者並未閱讀說明。

舉一個日常例子：經微波爐加熱的奶瓶，其中的奶水不再含有可吸收形式的脯胺酸──L- 脯胺酸。它轉變成為 D- 脯胺酸，對神經系統、肝臟與腎臟是有毒的。這種烹飪方式深刻地改變了分子的電子結構，耗盡了電子，因而產生氧化與細胞死亡。

燒烤烹飪

這方面必須更加小心。當肉變黑、燒焦時，它就變成了有毒的產品（苯并 [a] 芘、致癌物）。當烹飪時間延長且油脂在燒烤部分下方燃燒時，肥肉裡有著更多有毒物。

至於用木炭或直接在火焰上烹飪，則會產生苯并 [a] 芘。烘焙咖啡也是如此。

首選的烹飪方式

大原則是選擇能保有食物活力、營養品質（維生素、微量元素等）的烹飪方式。

蒸煮法

優點

對於「非有機」的蔬菜：蒸汽會使外圍細胞破裂，並將細胞的內容物（除草劑、殺蟲劑）帶進下方容器的水中，這些含內容物的水將被丟棄。對於肉類，蒸煮則會融化掉部分脂肪。

缺點

對維生素與分子結構的保護不如燉煮，且礦物質會變得貧乏。

燉煮法

用於「有機」蔬菜、肉類與魚類。

好處

燉煮的方式保護了分子結構、礦物質與微量元素的組成，並在食物維持與空氣隔絕（無氧化）的情況下，保留大部分的維生素，也保護了生食的色彩及風味（植物細胞完好無損）。

紙包料理

　　這是燉煮法的「簡配版」，方法是將食物被放在烤盤紙上，並加上芳香植物香料與辛香料。要留意避免使用鋁箔紙，鋁箔可能會使鋁顆粒進入食物。基本上用於小型的魚類、蝦與馬鈴薯。

　　還記得世界上最偉大的藝術家——達文西——是位素食者嗎？這可能得以解釋他的才華。（他畫出了最偉大的繪畫作品「蒙娜麗莎的微笑」）。

　　撰寫一本列出素食主義者天才的書籍，可能會很有趣。

第 **15** 章

重回生食飲食

　　有一句古老的諺語說，必須知道自己從哪裡來，才能知道要去哪裡。如果把這個理論用在人身上，當我們觀察他與他的祖先如何演化時，結論是很有啟發性的。我們的祖先有 90% 以上是素食主義者，飲食是以水果與樹葉為主。這就解釋了為什麼水果與蔬菜對健康如此有益：我們全都非常適應它們！

　　在逐漸增加肉類攝取前，這種生食持續了數百萬年。我們的祖先從不煮蔬菜，他們都吃生食。歷史的故事讓我們知曉，直到 45 萬年前，對火的掌控才介入了我們的歷史。最大的問題是，我們是否適合煮飯？烹煮食物是在很久以後根據幾種方式才產生的，包括直接烹煮（簡陋的肉串或是在木炭上）、煮沸（動物皮製水袋中）或者燉煮（在陶土包裹之中）。關於這方面能確定的很少，而且很難評出這種烹煮的頻率與強度，由於在這種初級烹飪藝術的練習中遇到的技術難度，料理很可能很不完美，且只涉及一小部分的食物。

　　較明確的答案來自最初爐子的久遠遺跡。似乎幾百萬年來，人類首選的烹飪方式不是與火焰或火炭接觸的燒烤，而是燉煮：食物被包裹在大片葉子裡，充當包裹食物的紙，埋在火的旁邊或是與滾

燙的石頭接觸。因此，它是一種溫和的烹飪法，無毒且尤其能很好地將營養保存下來。

這就是許多古生物學家或營養學家對史前人類（直立猿人，智人）的飲食感興趣的原因。智人是從人類誕生初始到新石器時代革命的狩獵採集者，他們吃野味、水果、野生漿果、各種植物（取決於棲息地）以及數量不定的種籽（穀物或其他的），且不喝動物奶（母乳除外）。這些食物已經被食用了很長一段時間，無需烹飪技巧，就像大自然提供的那樣。

在不知不覺裡，我們的狩獵－採集者祖先向營養專家所推薦的價值觀靠攏。他們的飲食富含慢碳水化合物（有利於良好的能量代謝）、低動物脂質、非常豐富的多不飽和脂肪酸（有利於心血管與神經方面問題）、足夠的膽固醇、非常豐富的膳食纖維（促進良好的腸道過境）、充足的鈉、非常豐富的鈣質、富含能抗氧化，以及抗壞血病的維生素 C，這樣的飲食有利於良好的活動。

根據達爾文定律，消化系統的酵素會適應我們史前祖先所食用的原始分子。如今，這些酵素不再適用於在動物奶、變種穀物以及在烹飪產物中發現的某些新的、經常佔體積的分子。

本能療法

嗅覺系統代表一個真正的實驗室。當大腦接收到嗅覺資訊時，它發出的訊息是直接而簡單的：「很好聞」、「沒有氣味」或是「我不喜歡它」，換個說法就是「我喜歡」或「我不喜歡」，即「它適不適合我」、「它適不適用於我的身體」等。

要解釋這個現象很簡單，關鍵就在於嗅覺系統令人難以置信的完美，它連接到一個比這其中最完善的實驗室都還來得更強大的

「感官分析實驗室」。當嗅球檢測到資訊後，會即刻傳送到大腦——在鼻後嗅覺過程裡，透過咀嚼與唾液的參與而受刺激的嗅球，會偵測且分離組成成分的分子，並將其傳送至大腦[1]。大腦會對其進行分析，並從自然界可用的食物中有邏輯地選擇它們。這種作法，就酷似本能療法的技術。

嗅覺系統加上感官分析實驗室，能與發現於大自然中原始、純淨與未經加工的成分一起完美作用，而非與烹飪後變性的食物一起。因此，有必要優先選擇這些所謂的「天然」食物，那些在大自然中的食物。

此外，自從農業生產模式與配料加工等產業出現，食品範疇有了很大的演變，而以這款出色的感官感測器與分析軟體為代表的嗅覺系統，則繼續扮演這個角色。該系統最初預估是作為智人的指南針。這意味著，應遠離可能會重新引入味覺系統並抑制嗅覺系統的烹飪。

里歇（Richet）教授認為：「生食是正常的飲食。我所說的正常飲食是一種『沒有因天然食物受烹煮而改變的飲食』，意即一種與我們祖先生活模式一致的生食飲食。」

甘地則說過：「要擺脫疾病，就有必要取消用火來準備飯菜」。

生機飲食中的主食

生命力的核心——葉綠素

葉綠素是多數植物特有的綠色色素。它是生命週期的主要媒

1　譯注：即是將分子轉換成的「脈衝訊號」傳至大腦。

介，因為它參與光合作用。沒有葉綠素，地球上就沒有生命、植物、動物與人類。

所有接觸過陽光的植物，或多或少都含有葉綠素。它與我們血紅素的分子關係，為它贏得了「植物血液」的稱號。

此外，葉綠素是重要的氧氣供應者、有效的酸鹼調節劑，以及血液與身體的淨化劑，具有讓身體正常運作的基本功效。不過，葉綠素經烹煮後無法存活。

最富含葉綠素的生機食物是綠葉蔬菜、淡水微藻（螺旋藻、小球藻、束絲藻）與綠汁，尤其是小麥草汁與其他的穀物汁，具有豐富無比的葉綠素含量。

我們重新找到保持身體健康的「五種水果與蔬菜」原則並羅列在下。建議優先選擇新鮮、熟成、在地與當季的水果。

要注意，熱帶水果偶爾能提供令人愉快的豐富感，但可能會產生飲食不耐症。

蔬菜

所挑選的蔬菜必須是在地且當季的，包括：紅蘿蔔、洋蔥、白花菜、花椰菜、白蘿蔔、黑蘿蔔、彩椒（避免青椒，它們不成熟）、黃瓜、青菜、紅捲心菜、大頭菜、蘑菇、甜菜根、芹菜、櫛瓜、茴香、番茄（成熟且只在旺季的那種）……當然還有所有的綠葉蔬菜、生菜、菠菜、芝麻葉、羊萵苣、水芥菜、菊苣，以及所有芳香植物、巴西里、甜羅勒、龍蒿、薄荷、香菜、茴香等。

發芽種籽

種籽發芽會發生在高溫與潮濕的環境當中，其引發強烈的酵素活性，以及某些營養物質的轉變與增加。非常有營養、非常易消化

與非常易吸收的發芽種籽，構成了一流的營養與美食。

發芽種籽尤為生機食物，提供我們身體所必需的重要元素，像是維生素、微量元素、蛋白質等。種籽本身就含有多種維生素與微量元素。另外，澱粉會轉變成單醣。而作為黏稠、無法溶解的蛋白質，且會將澱粉分子結合在一起的麩質，則轉變成游離胺基酸。

許多種籽都會發芽，羅列如下。

- 豆類：例如紫花苜蓿、胡蘆巴、綠豆、扁豆、鷹嘴豆與蕎麥；
- 穀物：像是燕麥、小麥、玉米、小米、大麥、蕎麥、黑麥與藜麥等；
- 含油種籽：例如芝麻、向日葵、杏仁、榛果、大麻與亞麻；
- 菜類：像是甜菜根、花椰菜、紅蘿蔔、芹菜、甘藍、菠菜、茴香、蕪菁（大頭菜）、洋蔥、韭蔥、巴西里、蘿蔔、水芥菜、芝麻葉與芥末；

發芽產生的酵素使種籽能夠自我消化，並分解穀物中所含的植酸，使礦物質易於被吸收。

此外，發芽種籽能減少腸道敏感人士的纖維素攝入。發芽會開發種籽的鹼化能力，或者假如種籽是酸性的，則將其轉化。浸泡與發芽是鹼化的兩個連續階段——發芽後的種籽會鹼化、解毒且促進細胞的氧合作用。

然而，番茄、茄子以及大黃[2]的種籽不應該在發芽的形式下食用，因為它們含有毒性分子。

2　編注：此食材對亞洲人來說較為陌生，但在歐美國家相當常見，是介於蔬菜與水果間的作物，外型似被甜菜根染色的芹菜。

乳酸發酵蔬菜

乳酸發酵引領我們回歸原始、生命與自然的道路。這項在世界各地流傳的古老保存法，隨著目前對腸道微生物群的研究，成功重獲聲望與不俗的品質。

所有種類的發酵（乳酸、酒精、醋酸），都是由糖分別轉化為乳酸、酒精與醋的結果。

乳酸發酵食品一直是人類飲食的一部分。這種祖傳而普遍的作法，能保存易腐爛的食物，不僅不會降低食物活力，還能同時使它們有活力。這種作法距離巴斯德滅菌法、一般滅菌與離子化滅菌還遠得很，尤其這幾項透過破壞酵素與維生素使食物失去活力並變得貧乏。可促進健康的細菌，會共同介入參與乳酸發酵的過程，即「酵素化」[3]；這些細菌被稱為益生菌，因為它們會刺激食物的生命力。

建議在用餐開始時，先食用數量合理的乳酸發酵食品，因為它們富含的活性成分會加速、促進食物的消化。

生酸菜與泡菜是最出名、也被消費最多的乳酸發酵製品，但許多別的蔬菜也可以進行乳酸發酵。乳酸發酵的有機蔬菜汁，可在健康食品店買得到。

可以發酵的蔬果說明如下。

◆ 十字花科（甘藍）家族中的蔬菜，以及許多其他的蔬菜，如法國四季豆、紅蘿蔔、蕪菁、黃瓜、酸黃瓜、甜菜根、白花菜、芹菜、洋蔥、大蒜、歐洲防風草、彩椒、蘿蔔等。經發酵預先

3　譯注：原文為enzymation，然而此詞並不存在。推測作者應是從「酵素反應」（enzymatic reaction）一詞延作伸出，因發酵過程必須要有酵素（即乳酸脫氫酶）參與其中。

消化，它們組成了營養物質的供應，這些營養物質富含酵素，非常容易被吸收，能恢復元氣並起淨化作用。乳酸菌的提供能強化腸內菌叢。

◆ 某些水果，如木瓜，具有強大的抗氧化活性，能強化我們的免疫系統。

此外，某些發酵食品能消炎，且是重金屬螯合劑。

◆ 柑橘類水果（檸檬與柳橙）；
◆ 食用海藻；
◆ 穀物及豆類。

香料、調味料與芳香草本植物

某些香料與芳香草本植物特別具有活性成分、微量營養素與抗氧化劑，在生機飲食中佔有一席之地。因此，菜餚或甜點可用薄荷、巴西里、香菜、蝦夷蔥、龍蒿、甜羅勒、香葉芹、百里香、野馬鬱蘭、迷迭香、香薄荷屬植物、卡宴（Cayenne）辣椒粉、薑、薑黃、番紅花、肉桂、丁香、杜松子、肉荳蔻、長角豆、小荳蔻與生可可等作為裝飾。按理而言，新鮮芳香草本植物（酵素、葉綠素、維生素）勝過乾燥調味品。至於香料，在任何情況下都不得對其照射放射線。

大蒜在生機製品中無所不在，尤其是在綠汁中。這種被使用數千年的調味品，以其防腐、抗菌及天然抗生素的特性而聞名。再者，它有益於平衡血脂，對心血管疾病很有用處。不僅如此，它還富含抗氧化劑，使其成為預防衰老的寶貴盟友。據說，大蒜能保護

神經與心臟，具備抗突變與降血脂的作用。當規律食用大蒜時，它蘊含了維生素 B6、錳、磷、鐵、銅、硒與維生素 C。

蔬菜汁、果汁、小麥草汁

　　僅僅喝一杯新鮮果汁，就能讓我們從大量蔬菜所含的營養成分中獲益。與維生素補充劑不同，新鮮果汁不含任何有毒產品。重要的是，在喝果汁時產生的混涎作用[4]，讓我們能充分享有它們的好處。建議選擇有機且正好熟成的蔬菜。

　　綠汁具有很好的解毒特性，能將其納入日常飲食，以從其再生特性中獲取好處。綠葉蔬菜、嫩芽與發芽種籽是非常有效的血液淨化劑與解毒劑，除了能提供更多氧氣（因其所含的葉綠素），綠汁也提供大量的礦物質、微量元素、蛋白質以及酵素，有益於恢復身體，並維持良好的生理狀況。

4　譯注：意指食物通過口腔與咀嚼的過程中，被唾液所浸透。

第16章

預防

我們可以透過為大腦帶來良好的營養，來保持良好的精神狀態，列舉清單如下。

◆ 礦物質含量低的優質水

◆ 糖（尤其是慢糖[1]）

◆ 植物性蛋白

◆ 營養素、維生素、礦物質、微量元素

◆ 氧氣

◆ 多元不飽和脂肪（最好含有 EPA 與 DHA[2]）

◆ 抗氧化劑的保護

◆ 銀杏葉（幫助腦部的血液循環暢通）

◆ 地中海飲食

1　譯注：此處的慢糖指的是低 GI 食物，即在消化後會被緩慢分解、造成血糖上升緩慢的低升糖指數食物。

2　譯注：EPA 的全名是 Eicosapentaenoic acid，中文稱二十碳五烯酸；DHA 的全名 Docosahexaenoic Acid，中文則叫作二十二碳六烯酸。

與此同時，務必注意用下列方式過著和諧的生活。

◆ 管理好壓力
◆ 睡個好覺
◆ 對抗疲勞並休息
◆ 為自己與自己的愛好花一些時間
◆ 透過智力活動維持記憶力
◆ 維持自主性

音樂

　　節奏與旋律具有平靜的作用，意即如果音樂能使心性變得柔和，那它同樣對大腦有好處。的確，它會尋求大腦諸多區域的注意，甚至可以讓神經元之間建立新連接。研究人員已透過影像技術證明，聆聽旋律能使大腦區域（大腦邊緣系統）活躍起來。

　　音樂豐富了神經的資源。舉例來說，神經心理學教授艾偉・帕拉泰勒（Hervé Platel）的研究顯示，經驗豐富的音樂家，其與記憶相關的大腦區域呈顯著變化，特別是海馬迴的肥厚。另外，因為大腦在任何年齡都是「可塑的」，且能創造新連接或重新活化那些不太活躍的連接，所以每週彈好幾次鋼琴的 70 歲年長者，比不演奏音樂的同齡人能恢復更多的認知功能。音樂家有更多的記憶力、注意力與計劃能力，而音樂練習能延緩神經退化性疾病症狀的出現。

更好的學業成果

　　在兒童中，音樂會促進說話能力的獲取，改善言語記憶、閱

讀、注意力與語言發育障礙。音樂與語言在大腦中使用到類似的
網絡。神經學家與神經心理學博士凱瑟琳‧托馬斯－安特里恩
（Catherine Thomas-Antérion）就曾拍胸脯說道：「在 7 歲之前就開始
學習音樂的兒童中，大腦的可塑性以及對學習的影響似乎遠超過記
憶力，且涉及包括注意力或語言組織在內的諸多智能。」

冥想

　　冥想存在於許多精神或宗教實踐中，如佛教、印度教、道教、
伊斯蘭教或基督教。禪冥想（或稱坐禪，起初在印度叫 dhyana）
同時存在於佛教的核心之中。而最初的宗教心靈文本描述過，在這
種冥想中正確姿態的專注——即 samatha（「精神平靜」的體驗）或
vipassana（「洞察力」的體驗）——勝過一切。如今這種做法，是透
過正念冥想使用在治療上面。

　　冥想並非「什麼都不想」或「放空」，而是迎接與放飛思緒、
不拘泥於任何事物，且將你的注意力完全集中於當下。這樣得以調
節情緒，並擺脫對於未來會引發焦慮的持續擔憂，或擺脫與痛苦情
緒相連結的過去。

　　呼吸是冥想的重要組成之一。放慢深呼吸有助於平靜心靈，更
容易與當下有連結。具體地說，練習是將注意力維持在一個物體、
一種感覺上，或者反過來，將注意力擴大到練習者周圍的一切。

　　關於富有同情心的冥想，所追求的，則是更集中在人們有能力
去感受到對於他人的慈愛（同理心）。

　　此外，在憂鬱症患者中，冥想在預防復發方面表現得與抗憂鬱
劑一樣有效。而且，冥想的常規練習可顯著改變大腦活動，對大腦
具有保護作用——它一邊開發神經元可塑性，一邊同時增加左前額

葉皮質的組織厚度；左前額葉皮質參與認知與情緒過程，以及身心安適的感受。

瑜伽

瑜伽誕生於幾千年前的印度，是一門藉著掌握動作、節奏與呼吸來解放思想的學科。它以口述傳統為基礎，再輔以瑜伽經條約等文本。聖哲波顛闍利（Patanjali）比耶穌基督早了 500 年，就將這項練習相關的所有知識進行彙編。瑜伽有幾種特殊形式，在西方，哈達瑜伽是最常被練習到的。目前，聯合國則已將 6 月 21 日設為「國際瑜伽日」。

哈達瑜伽被描述為一系列的姿勢（體式），每個姿勢都有一個名稱（拜日式、眼鏡蛇式、蝎子式、戰士式等）。這些輕柔的動作（伸展、彎曲與扭轉）按固定順序進行，目的在刺激內部器官並提供更好的身體意識。

這些姿勢與呼吸練習（調息法）互相協調，而這種練習能培養生命能量與專注度。每回皆以放鬆階段，甚至是冥想來作結。

最簡單的方法是在腦海中重複咒語，有點像「哈瑞－奎師那 [3]」每天必須重複 1,728 次奎師那神的名字那般。

瑜伽練習也會對壓力和焦慮產生影響。大腦區域裡視丘的 GABA 神經傳遞物，其低濃度與憂鬱症及廣泛性焦慮症有關，而瑜伽帶來的這種改善，與其濃度明顯增加有關。在練習瑜伽姿勢時，GABA 會抑制某些神經元的活動，並刺激大腦的「平靜迴路」，就像

3　譯注：哈瑞－奎師那是相傳源出印度的宗教，主張的是一神信仰。鼓勵吃素、少肉食，以打坐來靈修，也曾將瑜珈及冥想課程當作固定的推廣活動。

天然的抗焦慮用藥一樣。此外，瑜伽也能降低皮質醇（一種由下丘腦調節的壓力荷爾蒙）濃度，並增加血清素（一種情緒穩定劑）的產生。

每週進行 2~3 次的瑜伽姿勢，對於憂鬱症狀會有正面的影響。結果顯示，生活品質有所改善、壓力減輕、睡得更好，免疫系統也被增強。

體育活動的角色

體育鍛煉是大腦活動的強力調節劑：運動得越多，大腦就越受到保護。從事最多活動的人，患有阿茲海默症的風險降低了 50%。

因此建議定期進行中等強度的體育鍛煉。另外，也可執行每週 3 次，一次 30 分鐘的運動，如主動步行、游泳、慢跑、保齡球、高爾夫球、自行車、跳舞、有氧健身操等。

認知活動的角色

大腦並非一成不變的器官，它具有極強的可塑性。所謂大腦儲備，是指可用的神經元數量和中間神經元連接的數量，認知儲備則是動員神經元的主動過程。我們的目標，是透過一組刺激來增加認知儲備，這些刺激能藉由動員其他大腦區域，或使用新的認知策略，進而使表現最佳化。這樣的儲備越多，阿茲海默症的疾病症狀發作就可能越往後延。

使大腦活躍的幾種途徑

◆ 擁有計劃及目標；

◆ 保持好奇心，例如參觀展覽、博物館、參加會議；

◆ 做填字遊戲、拼圖、數獨等；

◆ 玩紙牌、網路遊戲等策略遊戲；

◆ 在記憶中回想最近期的回憶、散步、會面；

◆ 與他人討論並交流；

◆ 重新發現閱讀與寫作的樂趣，像是信件、明信片、電子郵件、寫日記或寫回憶錄。

第 17 章
飲食補充劑

我們吃進什麼,我們就是什麼。

體育活動、智力刺激、社交互動、壓力管理、良好的睡眠是海馬迴中新神經元形成的必要條件,並因而能對抗阿茲海默症。不過,這些新的神經元,卻只有在我們提供大腦所需的營養時才能發育。為了讓我們的記憶力與認知能力能持續到老年,海馬迴需要 3 項主元素:用於神經元在發展階段的「建構材料、能量與保護劑」。

營養的角色

針對營養,可從兩個方面介入,從而預防疾病發生。首先是營養缺乏,這經常在年長者中觀察到,且在大腦裡產生後果。另外一個,就是專門用於阿茲海默症的營養因子。

營養不足的風險隨年齡增長而增加,原因有很多,包含味道與氣味的變化有時會改變食慾。如果我們加入疾病的發生,所有這些因素都會增加年長者營養不良的風險。這些不足都能透過維生素、酵素與脂肪酸的劑量,進一步具體化。

膜的交流

　　當細胞相互溝通時，思考、行動、交流與自然地生活成為可能。無論是產出或接收，數百萬的細胞都在交換資訊。大多數的交流，是藉由位於膜上的接受器蛋白來進行，而每個接受器都是一種傳訊者（荷爾蒙、離子、抗體、前列腺素、化學媒介物、藥物等）所特有的。

　　接受器與訊息使者之間的會面，例如細胞內的訊息傳遞，取決於膜的流動性。

　　細胞的溝通交流對生物體的平衡不可或缺，因此，成對的膜－接受器必須完美地運作。細胞膜是細胞的門，而接受器是鑰匙，這扇門仍然需要好好「上油」以完美地流動。如果膜的流動性有待改進，交流就難以產生，細胞便遭受波及。為了保有或恢復良好的膜流動性，必須優先考慮液態的未修飾多不飽和脂肪酸——植物油及魚油，它們必須佔脂質攝入量的 1/3。

　　神經元的發育，絕對需要這些多元不飽和脂肪酸。由於我們的身體無法產生它們，因此它們不可或缺。

好的脂肪酸

　　所有的多不飽和脂肪酸結合到磷脂中，能確保良好的膜流動性，並調節低密度脂蛋白（LDL）膽固醇的濃度。

　　植物性來源的液態脂肪物質，富含由 18 個碳原子組成的長鏈脂肪酸：油酸（C18:1）、亞油酸（C18:2）、亞麻酸（C18:3）。其中，亞麻酸是最不飽和的，具有三個雙鍵，大量存在於亞麻油、芥花油以及冷榨有機橄欖油中。

　　然而，還有另一種長鏈多不飽和脂肪酸來源，由 20 或 22 個碳

原子組成。它們存在於具靛青色魚皮的魚油中，例如鮭魚與鱈魚，就含有下列兩種長鏈多不飽和脂肪酸。

◆ 二十碳五烯酸，即 EPA，可用 C20:5 表示，屬於 omega-3；
◆ 二十二碳六烯酸，即 DHA，可用 C22:6 表示，屬於 omega-3。

　　植物油中沒有這 2 種脂肪酸。西方飲食中 omega-3 系列的長鏈脂肪酸含量偏低，因此這 2 種媒介物的合成不平衡，omega-6 系列的過量可能對健康有害（促進發炎）。

　　EPA 脂肪酸更適用於心血管疾病。為了保護認知功能，DHA 是優先選擇；對於認知障礙，可每天準備 2~3 公克。

　　至於磷蝦油很有趣，它提供與 omega-3 有關的磷脂質。

　　另外，也可以使用含 omega-3 的植物油，像是亞麻油、橄欖油、芥花油與核桃油。與 omega-6 不同，omega-3 能使膜流動順暢（達到良好的通透性）並具有消炎作用。

神經傳遞物

　　構成人類大腦的數十億個神經元彼此連接，這些連接需要「神經傳遞物」這項化學物質的存在。它們的數量非常多，且有許多都會在阿茲海默症裡減少，但只有一種會持續顯著地減少──乙醯膽鹼，它參與所有的記憶機制。根據估計，當疾病的跡像出現時，它在大腦內的濃度已降低 40 ％。所謂的膽鹼性（cholinergique）神經元，可確保海馬迴與大腦皮質間的連接。

　　阿茲海默症的傳統治療令人挺失望的。這些治療基本上包括服用增加膽鹼性神經傳遞的藥物。它們是乙醯膽鹼酯酶抑製劑，即抗膽鹼酯酶。之所以如此命名，是因為它們阻斷了膽鹼酯酶的作用，

而這是一種會分解乙醯膽鹼的酵素。

此為阿茲海默症在早期或發展中的情況下被開立的處方藥物，能在疾病的早期階段暫時改善記憶力與行為障礙。然而，它們並未改變隱藏且持續進展的大腦退化，只能將疾病無法避免的演進延遲幾個月或幾年。

這些膽鹼性藥物的副作用主要在肝臟（GPT 與 GOT 轉胺酶升高[1]），但也會引起噁心、腹瀉與失眠，因此處方相當受限。目前有一些新產品可能更具效果，且副作用更少；它們是天然物質，更容易被身體接受。

類乙醯膽鹼

磷脂醯絲胺酸

它是大腦神經元中非常豐富的磷脂，也是神經細胞膜的成分之一。在阿茲海默症中，大腦中的磷脂醯絲胺酸降低。磷脂醯絲胺酸補充劑可能會改善認知功能。幾項研究顯示，阿茲海默症患者在中度階段的記憶力與學習能力有所改善。

其顯示有效的劑量為每日 200~300 mg，主要存在於十字花科的植物、大豆卵磷脂與雞蛋中。

1　編注：GPT 和 GOT 是肝細胞內最多的 2 種酵素，主要用以維持肝臟分解物質和毒素的功能。當肝臟發炎壞死時，它們會從肝細胞中跑出來，並釋放到血液裡，因此血液中的 GOT 和 GPT 數值也成了評估肝臟發炎狀態的指標。

α－甘油磷酸膽鹼

α－甘油磷酸膽鹼（alpha-glycéryl-phosphoryl-choline, α-GPC）為乙醯膽鹼的前驅物，乙醯膽鹼則是大腦中參與學習過程與記憶過程的化學訊息使者。一旦服下 α－甘油磷酸膽鹼，GPC 會轉化為磷脂與膽鹼，促進乙醯膽鹼與磷脂醯膽鹼的合成。有項研究顯示，GPC 顯著改善阿茲海默症患者的認知功能（每日服用 1,200 mg，持續 6 個月），而服用安慰劑的人則被發現認知功能惡化更多。

其顯示有效劑量為每日 1,200 mg（每日三次，一次 400 mg）。

乙醯左旋肉鹼

乙醯左旋肉鹼（acétyl-L-carnitine, ALC）來自一種叫作左旋肉鹼的胺基酸，能促進我們細胞的發電廠——粒線體——產生能量。乙醯左旋肉鹼還有其他優點，像是可「清理」粒線體中容易聚集的有毒副產物。

此為左旋肉鹼胺基酸的「大腦活化」版本。在年老囓齒動物中進行的實驗顯示，高劑量給藥下，具有增加大腦中葡萄糖使用的作用。2003 年，一項來自一組隨機臨床研究中的整合分析，證實了補充乙醯左旋肉鹼對治療輕度認知障礙的有益效果。這些試驗的參與者每日服用 1,500~3000 mg 的 ALC 持續幾個月，甚至百歲的長者每日服用 2,000 mg 持續 6 個月，身體與精神疲勞有所減輕，認知功能也得到改善。

建議將 ALC 與 α－硫辛酸共同服用。α－硫辛酸是一種參與能量代謝的粒線體脂肪酸，且具有抗氧化特性，與 ALC 會產生協同作用。

二甲基乙醇胺

二甲基乙醇胺（DMAE，或稱二甲胺基乙醇）是一種在體內轉化為乙醯膽鹼的分子。它作用於神經細胞的膜，提高它們的通透性與對壓力的抵抗力。

一項於 1979 年發表、對大鼠的研究證明，服用 DMAE 可提高膽鹼濃度，並增強產生乙醯膽鹼的能力，從而提高認知能力。

在與年齡相關的大腦功能衰退及早衰過程中，DMAE 都被特別研究。如有記憶障礙、缺乏專注力與主動性、持續疲勞和憂鬱狀態，服用 DMAE 是有益的。在疾病的早期階段，DMAE 會提高運動技能、詞彙記憶力並減少焦慮狀態。

目前，DMAE 已成功用於不同的疾病與障礙，包含注意力不足過動症（attention deficit / hyperactivity disorder, ADHD）以及記憶力衰退。

要注意，精油能使乙醯膽鹼重新生成（迷迭香精油）。

維生素

維生素 C、A、E 以及 β－胡蘿蔔素，對認知能力下降具有保護作用。在 60 歲以上的健康受試者中，記憶力似乎與血液中的維生素 C、E 與 β－胡蘿蔔素的高濃度有關，而這些在阿茲海默症患者中，濃度都明顯偏低。

要記住，高濃度的同半胱胺酸，是維生素 B3、B6、B18 缺乏的指標。

維生素 E

這是一個化合物家族的通稱，包含生育酚（tocopherol）以及參雙鍵生殖酚（tocotrienol）2 組。

維生素 E 是一種抗氧化劑，能替組織與細胞中和掉反應性與極具攻擊性的顆粒。當這些自由基過量時，會改變細胞膜與身體的所有成分。維生素 E 是一種在脂肪（或脂質）中的可溶解抗氧化劑，而大腦富含脂肪。不過，當服用抗凝血劑進行治療時，服用高劑量的維生素 E 需要一些預防措施，因為它會使血液流動更順暢。建議優先選擇天然維生素 E，而非合成的。

維生素 B

這些是大腦最重要的維生素。其中之一的缺乏，會造成精神紊亂，以及勞累、疲乏、頭暈、抽筋、發麻、易怒、興奮、睡眠障礙等。一般來說，維生素 B 存在於穀物、啤酒酵母、全麥麵包、肉類與豆類（扁豆、豌豆、鷹嘴豆、蠶豆、白腰豆）裡。

維生素 B 不足在年長者中很常見，他們之中有 50％皆有不足的問題，15~30％缺乏維生素 B6，10~30％缺乏維生素 B9，11％缺乏維生素 B12。

大多數維生素 B 群（B12 除外）由腸內菌叢（至少部分地）合成、儲存，之後主要在肝臟細胞中代謝。腸道通透性過高（腸漏症）是限制這些維生素吸收的因素，主要由長期服用的某些藥物所引起，但也由某些食物（麩質、乳製品、乳酪）引發。

維生素 B12 的特別情況在於，它是唯一存在於動物產品（肝臟、鯡魚、乳製品）中的維生素。奇怪的是，人類是唯一無法藉著腸道細菌內源性合成這種維生素的動物物種。

維生素 B3，或稱菸鹼醯胺（nicotinamide），與菸鹼性乙醯膽鹼接受器有很強的親和力，其對神經血管顯示出的影響可見一二。此外，它也會修復粒線體 DNA、動員鈣、保護低密度脂蛋白和多不飽和脂肪免受氧化。維生素 B3 特別負責修復 DNA 鏈，同時使鈣（透過 ADP 核糖與肌醇）往細胞內移動。最後，它是唯一直接參與吞噬作用、抗原與消除自由基機制的維生素。

維生素 B6 是一個「樞紐」，可以合成幾乎所有的神經傳遞物。它的不足，是導致高同半胱胺酸血症（或最好稱作高氧化胱胺酸血症）的原因，也是所有氧化壓力疾病的原因。此外，作為一種蛋白質代謝維生素，維生素 B6 參與了基因組的結構、完整性與功能性。它能確保……

◆ 幾乎所有的神經傳遞物，如 GABA、血清素、多巴胺、降腎上腺素、腎上腺素甚至是乙醯膽鹼的合成；

◆ 同半胱胺酸的分解代謝（這與維生素 B9、B12 及 C 有關）。

維生素 B9 及 B12 與「色胺酸－維生素 B3–鈣－維生素 B6」的免疫調節器耦合有關。既然阿茲海默症被視為一種異種或異源免疫的疾病，這種免疫調節器耦合就變得無法回避。

維生素 B9 參與神經細胞的保護與紅血球的生成，並有助細胞的更新與氧化，以及神經傳遞物的合成。維生素 B9 存在於雞蛋、肝臟、綠色蔬菜、扁豆、菠菜、玉米與栗子中。

維生素 B12 對於神經元的正常運作、蛋白質合成與紅血球生成不可或缺。只能在動物產品中找到它，像是魚、牡蠣、濱螺、肝、腰子等。維生素 B9 與 B12 偏低的飲食，會增加 10 年內罹患大腦萎縮或阿茲海默症的風險。

發表在《美國臨床營養學期刊》（*American Journal of Clinical Nutrition*）上的一項研究，證明了葉酸（維生素 B9）與維生素 B6 及 B12 在預防認知能力下降方面的益處。事實上，這些維生素透過中和同半胱胺酸來避免智力下降。要記住的是，鎂對於將所有 B 群維生素轉化為活性輔酶，是不可或缺的。

微量元素

這些是我們的身體無法自行產生的化學元素。它們只要少量就能作用，並且是生物體新陳代謝所必需的，包括鐵、碘、銅、硒、鋅與鋰。

在缺乏這些元素的情況下，阿茲海默症的疾病演變將往前進展，且根據涉及其中的微量元素，過量也可能產生相同的效果。因此，控制好微量元素的量是恰當的。

硒

硒參與甲狀腺激素的代謝，是一種重要的抗氧化劑。在大腦中，它能使具化學侵略性的代謝物失去活性，進而起到消炎作用。此外，在鉛、鎘與汞等已知會導致分解代謝損害的重金屬中，硒能促進部分中和作用。

椰子油是硒的良好來源，芝麻也是，但芝麻可以引起過敏。

估計需求量：介於 100~200 mcg（μg/l）之間。

鋅

這是我們身體必需的微量元素，存在於所有代謝過程中。它能阻斷麩胺酸鹽的過度分泌，因而保護海馬迴神經元免於中毒。若缺

乏鋅，會導致海馬迴裡的神經發生被抑制，以及其伴隨而來的症狀（憂鬱症、前列腺疾病、糖尿病前期）。

鋅只能在骨骼、肌肉、皮膚、頭髮與指甲中儲存幾克的量。它在南瓜子、燕麥片、小麥麩皮、扁豆與甲殼類中含量很高。

估計需求量：15~20 mg。

鋰

這種輕金屬會刺激海馬迴中的神經發生，起到抗憂鬱劑的作用。它可中和 β - 類澱粉蛋白的過度分泌，以及因而造成的聚集。我們的食物只含有很少的鋰。它對阿茲海默症的療效是有經過證明的，一般攝取方式，則是服用乳清酸鋰或粒狀鋰膠囊（痛苦時服用 2~3 個安瓿）。

有機矽

矽對結締組織（或稱支持組織）有重要作用，它會增強所有的組織與器官。它遍布全身，尤其是在所有的結締組織、肌腱、韌帶、皮膚、動脈與靜脈上。

矽能強化免疫防禦，而它的消炎作用會加速癒合過程。由於這些多重作用，它可以延緩組織及大腦的老化。矽有助於將水固定在我們的細胞中。

在大腦裡，支持組織含有能維持神經系統平衡的矽。另外，矽透過沉澱鋁來螯合鋁，這給予了大腦額外的保護作用。

不過，人體無法吸收礦物二氧化矽，只能代謝有機二氧化矽。礦物二氧化矽必須由植物轉化為有機二氧化矽。

它也存在於植物纖維、問荊（杉菜）、海藻、珊瑚紅藻與全穀物中。

胺基酸

蛋白質由稱為胺基酸的分子組成，是不可或缺的能量來源並可修復受損細胞。它們進入身體所有成分的組成中。

在 24 種胺基酸裡，其中 8 種是必需的，它們並非由身體產生，必須由食物來提供，包括異白胺酸、白胺酸、離胺酸、甲硫胺酸、羥丁胺酸、苯丙胺酸、色胺酸與纈胺酸。其他 16 種胺基酸可由人體合成。雞蛋、牛奶、魚、乳酪、肉類、黃豆、啤酒酵母、小麥胚芽、全穀物與花粉中的必需胺基酸比例理想，可滿足人體需求。

其他蛋白質被認為是「不完整的」。當飲食是絕對的素食時，它必須包括例如啤酒酵母或大豆蛋白。將含有不完全蛋白質以及含完全蛋白質的食物結合，我們可以把必需胺基酸的供應最佳化。

理想組合的例子如下。

◆ 啤酒酵母與所有植物
◆ 米飯與豌豆（廣東炒飯）
◆ 豆類與玉米（玉米餅）
◆ 米飯與扁豆

酪胺酸

它的氧化會生成黑色素（melanin）。這種前驅物參與產生 2 種腦神經傳遞物（多巴胺與降腎上腺素）的化學反應，在心理活動（主動性與尋求愉悅）裡很重要。某些研究裡，似乎顯示出酪胺酸能對高達 70% 受憂鬱症所苦的患者產生助益。

服用劑量為 500~2,000 mg 不等。

色胺酸

這種必需胺基酸無法由身體製造，故須為飲食中營養攝取的一部分。然而，因其含量經常過少（過於精製的工業食品），所以許多人都缺乏。因而，我們會考慮以所謂的「左旋」形式——L- 色胺酸——進行補充，這是唯一具有生物活性的物質，可用以止痛、舒緩與抗憂鬱，也是血清素的前驅物。血清素是一種非常適合緩解精神緊張（憂鬱）的荷爾蒙，並在褪黑激素（melatonin）的合成裡發揮作用。褪黑激素則是一種對睡眠障礙有正面作用的荷爾蒙，它存在於穀物、蔬菜、某些堅果、雞蛋與黃豆裡。

要避免在早上，即下午 1 點前之前吃碳水化合物（維也納甜酥麵包），因為它們會中和掉色胺酸，之後會中和掉仰賴色胺酸的血清素、褪黑激素與瘦素（leptin）。

苯丙胺酸（Phenylalanine）

這種必需胺基酸是酪胺酸的前驅物，它在身體的管理與精神平靜（抗憂鬱劑）中發揮著重要作用。它存在燕麥與小麥胚芽裡。

牛磺酸

這種半胱胺酸衍生物（含硫胺基酸）天然存在於體內。牛磺酸的主要作用，是在壓力發作期間，調節腎上腺分泌的腎上腺素與神經系統的降腎上腺素。它的活性接近於神經系統的神經調節者Gaba，其會抑制中樞多巴胺能系統，並有助調節食物攝取、睡眠與記憶等。

甲硫胺酸

它是一種必需的含硫胺基酸（非人體合成），因此絕對必須由食物提供。它具有能螯合某些有毒金屬、降血脂（減少動脈中的膽固醇沉積）、抗貧血與抗氧化等特性。

一般它存在於雞蛋、堅果、玉米、米飯與穀物裡。

給大腦的氧氣

運動或簡單的體育鍛煉，非常適合肺通氣與氧合作用。身體移動能使固定在支氣管中的分泌物脫離，因而進一步改善肺通氣。

良好的電離空氣能創造身心安適感。可以在松樹林、山區或海邊找到它。同樣也能以 Bol d'air Jacquier®等設備來擁有它，這項設備對生活在污染環境中的人們很實用。

Bol d'air Jacquier®裝置會產生從樹脂有機精油（海岸松的天然萃取物）萃取到的過氧化揮發性萜烯類。這些過氧化的萜烯類被吸入之後，會結合到血紅素中。由血紅素、蒎烯與氧所組成的不穩定基團，在細胞中會釋放這種氧，比血紅素本身更有效率。

由於一般新陳代謝能被最佳化，這項方法的益處涵蓋到各種功能。

半個世紀以來，通常觀察到的作用可能得以概括為以下幾點。

◆ 大幅提高活力與恢復力；

◆ 發展免疫防禦；

◆ 將神經與荷爾蒙功能最佳化；

◆ 將心肺功能最佳化；

◆ 改善脂質與膽固醇濃度；

◆ 預防並支援老化；

◆ 在文明病（癌症、血栓形成、阿茲海默症、愛滋病等）裡提供
   額外作用；

◆ 將運動表現最佳化；

◆ 將環境污染物解毒。

我們也看到，在疾病的原因裡頭，睡眠呼吸終止症伴隨著的血
氧量降低，在阿茲海默症中更常見，因此氧氣是能為大腦提供能量
的基本元素。

我們也留意到，可結合治療與營養補充劑，來達到最佳結果，
例如微量金屬（錳、鈷、鐵），它們是過氧化物、氯化鎂以及維生
素 A、C 與 E 的「分解劑」。

這一項設備可攜帶、美觀且非常容易使用。每天兩次吸入 Bol
d'air 約 2~4 分鐘，但這取決於設備的類型（共有 4 種）。

你也可以喝 Kaqun 水[2]，它的含氧量是自來水的 5 倍。建議在每
瓶中添加維生素 C（2 茶匙的脂質體維生素 C）。

酵素療法

在年長者中觀察到酵素缺乏。酵素是由大多數活的生物體所合
成的分子，它們可以擁有諸多功能。多數情況下，它們用於消化或
促進細胞內的化學反應。沒有了它們的作用，蛋白質，碳水化合
物、脂肪、維生素與礦物質就可能只是沒有反應的組成元素。

2　譯注：此為據稱富含氧氣的水，由匈牙利一位研究人員 Robert Lyons 所研
　　發。

酵素絕不可少，因為它們對人體中幾乎所有化學反應的進行都不可或缺。沒有消化酵素，就不可能會有有機作用。

而如今，食品保存的過程，會破壞掉大部分的酵素。

使用建議

由於酵素的腸道吸收僅為 30％，因此推薦量必須很高才能達到預期的治療目標。應在兩餐之間與大量喝水的情況下服用。如果有消化困難的情形，建議使用含有所有消化酶的 Enzy20[3]；每日服用 2 次，每次 2 顆，至少在飯前半小時服用。

不可或缺的植物

薑黃

每種成分都有其重要性，然而混合方式造就出不同之處。薑黃素（薑黃中的活性成分）在被萃取並以錠劑的形式呈現時，具有一部分良好效果。只有極少部分可到達大腦。薑黃素的問題在於它的生物可用性：必須吸收至少 8 公克才能見到效果。最近也有更多的生物可利用形式被商品化。增加薑黃素可用性的方法之一，是在薑黃中添加胡椒與脂肪。建議優先選擇以含有 95％薑黃素的標準化萃取物為基礎的食品補充劑。

如果我們將薑黃與魚油一起食用，它對神經的保護作用會更加明顯。薑黃素與 DHA（魚油中的活性成分）可能得以減緩阿茲海默症的發展。

3　譯注：此為一種飲食補充品，由位於瑞士一間名為 Phyt-Inov 的實驗室生產。

中國一研究團隊於 2012 年指出，薑黃素的攝取會抑制融入到神經元粒線體中的 β- 類澱粉胜肽的作用，並保護它們免受氧化壓力。

顯示出效果的劑量：200 mg~400 mg 標準化萃取物。

另也推薦含有薑黃、兩種胡椒與薑的咖哩。

銀杏

銀杏是一種不尋常的樹木，是世界上最古老的樹木之一，已存在數百萬年。它從所有災難中倖免，而且還很好地抵抗了污染。

在大腦，它的功效不再需要被證明。它能提高年長者的警覺性，緩解暈眩與頭痛等功能障礙，尤其是老年性失智症與阿茲海默症一開始的症狀。

它在預防方面特別有好處。當因年齡、腦血管功能不全及憂鬱症而出現續發性損傷時，銀杏可改善記憶力。最重要的是，透過為大腦提供良好的血管生成，銀杏可用來保護大腦，為它提供不可或缺的氧氣與葡萄糖。

銀杏作用在微血管，也是心血管問題的良好抗氧化劑。

使用母酊劑(teinture mère) [4] (250ml 瓶裝)：銀杏母酊劑，每日 2 次 40 滴，持續 2 個月後停 1 個月，之後以治療形式重新服用 1 個月。

綠茶

來自亞洲的綠茶含，有約 1/3 的表沒食子兒茶素沒食子酸酯

4　譯注：母酊劑的製法，是將新鮮採摘的植物在酒精（60°／95°）中浸泡數週並遠離光線，為一種 100％的天然藥物。

（Epigallocatechin gallate, EGCG），在中和對我們健康有害的過量自由基上，的確非常有效。另外，綠茶中的 EGCG 會抑制阿茲海默症的特有過程。已觀察到的結果顯示，簡單喝茶即可將海馬迴裡毒性 β-類澱粉蛋白的沉積率降低一半以上，進而改善認知功能。

綠茶兼具預防及治療的功效，遺憾的是，人們在芽茶[5]中發現了鋁。

希臘山茶

由希臘毒馬草（*Sideritis Scardica*）製備出來的山茶，其活性成分會使用完全不同的機制，進而去除毒性 β-類澱粉蛋白。

這項活性成分會活化一個特定的轉運蛋白 ABCC1，透過使此蛋白通過血腦屏障，讓它將毒素從大腦排出。類似於服用聖約翰草。

明日葉

祖母的療法常常讓科學家們產生懷疑，但也碰巧它們屬於大眾信仰。研究人員發現一種日本植物，裡頭含有具抗老作用的一種物質。明日葉這種屬於紅蘿蔔家族的品種有許多功效。研究顯示，它含有一種能促進細胞清潔與回收機制的物質，而此機制稱為自噬（autophagy），它也許能被推薦用於阿茲海默症或帕金森氏症等神經退化性疾病。

自噬

說到「自噬」這個詞，其在 2016 年 10 月 3 日有個大新聞：當

5　譯注：芽茶為綠茶的一種。

時日本生物學家大隅良典（Yoshinori Ohsumi）因其在自噬方面的研究成果，而獲得諾貝爾醫學獎。更因為他，人們才發現參與自噬的基因。

自噬一詞來自希臘語的「auto」（自我）以及「phagy」（吞食），意思是「自我吞食」。自噬幫助細胞自我清潔、自我更新與自我防禦。它是一種基礎的細胞程序，能消除並回收細胞內成分，但也能捕獲並破壞如病毒及細菌等具侵入性的微生物。

自噬主要具有以下方面的功能。

◆ 透過分解代謝（降解已變質或過量存在的細胞內成分）與合成代謝（回收並重塑被降解的成分）的作用來維持細胞平衡；
◆ 特別是透過保有粒線體（細胞中的小型能量工廠）活力的能量代謝；
◆ 透過捕獲、隔離及破壞微生物形成的免疫警戒；
◆ 細胞在壓力條件下的適應與存活（例如營養缺乏）。

人們很快就瞭解到，自噬不足只會對健康有害。近年研究顯示，許多像神經退化性疾病（帕金森氏症、阿茲海默症、亨丁頓氏舞蹈症）、癌症、代謝疾病與傳染病等，都與自噬功能低下有密切關聯。

在患有阿茲海默症的情形下，從疾病的初始階段可觀察到自噬缺陷，以及其在神經元中累積的 $\beta-$ 類澱粉蛋白。這種蛋白質本身是無害的，但當無法保證它可正確地被消除時，它就會變得有害。

無需用到藥物就可能可以刺激自噬。這是一條有趣的追尋之路，因為合成分子產生的多重不良影響，經常使它們在使用上變得棘手。

許多營養素已被證明，它們可以抑制 mTOR[6] 訊息傳遞路徑，進而活化自噬。以下分為「植物」與「非植物」成分討論。

- ◆植物成分：薑黃素（薑黃）、白藜蘆醇（黑葡萄、紅酒）、EGCG、沒沒食子酸（綠茶）、安石榴苷（石榴汁）、蘿蔔硫素、DIM（二吲 基甲烷〔十字花科植物〕）等。
- ◆非植物成分：omega-3 EPA/DHA（魚類脂肪）、維生素 D（魚類脂肪）。

如果我們必須選擇強調一項唯一成分，可能毫無爭議地是維生素 D。

電子針灸

儘管看起來會令人驚訝，但電子針灸（無需針頭的電子針灸）能夠在大鼠模式下刺激自噬，並改善阿茲海默症的狀態。此為一項研究得到的結論，這項研究將一定劑量的有毒蛋白質注入到大鼠的海馬迴中，進而使牠們患上阿茲海默症。

以電子針灸刺激兩個穴位幾週：百會穴（國際標準代號為GV20）與腎俞穴（國際標準代號為 BL23）。

百會穴是督脈編號 20 的穴位，位於頭頂兩耳之間，主要用於治療頭痛、眼痛、易怒、失眠、耳鳴、癲癇、注意力不集中以及記憶力問題。刺激百會穴以改善所有認知功能具有好處。一項研究顯示，簡單地刺激此穴位，可以增加流向大腦的血流量。

6　編注：哺乳動物雷帕黴素標靶蛋白（mammalian target of rapamycin）

　　至於腎俞穴，它位於第二與第三節腰椎（L2/L3）的足太陽膀胱經。它用於治療許多的健康問題，尤其是缺乏活力、性慾減退、憂鬱症、腰痛、眼睛與泌尿問題，還有注意力及記憶力。

　　研究結束時得到了令人信服的結果：與自噬相關的主要基因becline-1 有了更好的活性，並注意到毒性蛋白質被消除的效果更好，學習力及記憶力亦提升。

第 **18** 章
面對疾病的因應行為

　　父母的疾病，擾亂了多年來編織的整個關係系統。當遭遇的是阿茲海默症時，這種慌亂不安就更為深沉，我們只能與其對抗而無法掌控它，它會造成一個充滿誤解與問題的世界。

　　每個家庭都以其經驗與當下的可能性來反應。家庭的內部關係發生變化、過去可能引發或再次帶來衝突，或者家庭反而重新變得更團結。生活繼續著，但令人擔心的是，這種生活遲早會變轉變成十字架苦路[1]。尤其是多年來更為密集地陪伴父母，家人所經歷的內心折磨會更加強烈。某些患者的行為可以管控，另一些患者，則讓家庭措手不及並使其陷入不穩定。

　　只要瞭解疾病演進的過程，心理上的不適便可得到緩解，因為阿茲海默症涉及的是患者與整個家庭。它擾亂了許多看似穩定的情況，並且讓以為已經得到解決的尷尬情況重新發生，令人無法想像

---

[1]　譯注：這一詞源自拉丁文 Via Crucis，法文為 chemin de croix。十字架苦路是基督徒的追思與朝聖之路，是耶穌背上十字架，前往刑場遊街示眾的路途。文中以十字架苦路比喻「生活會變得異常艱苦」。

日常生活有多麼煎熬。

您親近之人的智力、情感與人際關係生活，並不會因疾病而停止，因為他們的智力會根據他們疾病的強度有所反應，然而他們對抗的手段會隨著時間而減弱。從疾病一開始就做出診斷的最大好處，是習慣共同管理尚不危急的情況。當狀況變得更艱難時，就有必要建立一個可以避免許多不穩定情況的操作模式。事實上，若對此症所造成心理層面影響（無論是對親近之人或您自己）不瞭解，會產生不少誤解。

當阿茲海默症被理解為一種認知缺陷以及情緒和關係障礙的組合時，它會導致患者的心理功能產生變化，這樣的變化多少取決於疾病的階段。這個疾病改變了患者與世界、與自己以及與他人之間的關係。

如何進入他的世界？

當疾病處於發展初期時，您的父母是清醒且自主的：他可以獨自外出、搭乘熟悉的公共交通工具、開車、繼續承擔大部分的日常任務。他能正常說話並表達自己的想法與感受。他的社交行為正常，以至於看到他的人可能對他罹患此病有所懷疑。

即使在最初的幾年裡生活幾乎正常，某些困難還是早就出現了。為了能對應作出安排，瞭解這些困難有其必要。別的困難逐漸顯現，且將會擾亂每天的日常生活。

交流，讓說話的人與聆聽者之間能有持續互動：我們的語言、態度、聲音語調，會根據我們所交談的人感知到的反應，有意無意地進行調節。

他的認同感越漸仰賴您（以及與他接觸的人）傳回給他的印象，

因此必須要注意盡可能維持這種表現。例如，不要感到驚訝，他的行為有時會讓你想起孩童的行為。也因此，有必要避免幼稚化患者或是過度保護他，這可能會讓他的認同感與自尊心下降加據。相反地，任何能強化他為人所知的個人特質的事物（共有事件的回想、家庭照片、強調他的優點等）則必須優先給予。

由於他們難以理解您對他說出的訊息，當中涵蓋的字詞或含義，因此與他交談時須採取一定的預防措施以減少誤解。如果他似乎對理解您有困難，請先檢查他的聽力是否正常，因為聽力受損在年長者身上很常見，並且會使語言理解變得複雜。

阿茲海默症因人而異且難以預測。您可能會遇上一些問題，而另一些則不會找上您。

但一般而言，周圍的人向認知障礙患者展現出的態度，對患者具有直接且重大的影響。增加照顧者家庭成員與患者之間的互動能力，可以擴展照顧者在家提供給患者的護理能力，並提高照顧者的生活品質。盡量多獲取疾病相關問題的資訊也很重要，這能幫助您找到解決問題的方法且更能預想問題。另外，請對您的決定感到堅定。

隨著疾病進展，與患者的交流變得越來越費力，因為要解讀他想向您表達的內容並學習如何與他交談，以便能讓他懂您。為什麼要持續與阿茲海默症的患者溝通呢？一旦診斷確立，便可能輕易認定他不再具備能力，以及與他交談並無用處。交流仍然是必要且有益的。儘管疾病改變了他們的智力，這些老化的受害者仍是我們的親近之人。良好的溝通有助於更好的社會化，從而為照顧者帶來有價值的回報，並有利延後將患者安置在機構裡。在溫馨的氣氛中，可藉由促進各種形式的溝通，藉由避免失敗的情況，尤其是藉由與他說話、傾聽他、與他對話並回應他傳達的訊息，將他們視為真正

的交談者，使其取得進步。

理解他

　　漸漸地，您將不得不去試著理解他對您說的話，因為他很難找到詞，而且他使用的詞並不總符合他想對您說的話。他會用一個詞代替另一個（例如「把鹽遞給我」而不是「把麵包遞給我」）、扭曲詞語（例如用「stibo」表示 stylo〔法文：筆〕），或是賦予詞語不尋常的含義，甚至賦予它相反的含義（例如用「不」表示「是」）。儘管他的話看來缺乏條理，但它們有意義，您必須從上下文、他的模仿、他的手勢以及他的眼神中解讀出來。透過改寫他的句子，向他確認您的理解是否符合他的意思，也是有用處的。

　　切勿以言語、臉部（或身體）表情或態度來表示反對。請永遠都不要表現出不耐煩，尤其是假如您的內心感到厭煩時。請勿施予壓力、請別打斷他、別在他說話的時候催他。當他失語且他的理智斷斷續續時，必須給予更多的自由。當沉悶的寂靜無休止時，請以有助於恢復連結的表達來做救援，例如「是的」、「然後呢？」、「你確定嗎」或其他字句。如果他難以表達自己的意思，在他感到不適以前，請藉由即興表達他想表示的內容，或提供他在找尋的句子，來填補這段空白。

　　別忘了，對他而言，理解您的訊息與明確表達出他自己的訊息，是一樣困難的。在某些情況裡，當他無法藉語言表達出自己的想法時，這些想法會轉換成他的行為。因此，對他而言，明顯的異常行為（煩躁不安、攻擊性行為），可能是他在特定情況下唯一有機會做到的方式，用以回應他收到的訊息是混亂的。許多被標示為行為障礙的舉止，尤其是煩躁不安與攻擊性行為，只是一些有意圖

的表現，或一種他誤解訊息的反應。

因此，有必要儘早習慣與身體交談、隨句子配上手勢以明確表達含義、表現出善，如果患者沒有表現出不情願，則可輕撫患者。一般而言，這是肢體動作的工作，且尤其是臉部表情的工作。

同理心

神經學家尚－皮耶・波利多（Jean-Pierre Polydor）博士認為：

同理心是一種想像他人感受、情感與情緒的能力，而非自己所感受到的那些。我們將同理心與同情心分開，同理心是理解他人感受的能力。但是帶有感受的成分以及個人的憐憫，則為同情心，它奠定在與同情對象間的情感關係上。同理心是中性知識，與人們同理對象間所維持的關係無關，亦即「去依附」（detachment）。同理心與一種以理解他人情緒狀態為目的的心理距離有關，而同情心則是一種感覺的分享。」──尚－皮耶・波利多，《阿茲海默症的使用說明──給照顧者的用書》（Alzheimer, mode d'emploi – Le livre des aidants）。

同理心療法（確認療法）的目的，在於改善與失智症受試者的溝通，無論疾病演進階段如何。事實上，對身心障礙者與他們周圍的人而言，自我表達的困難以及理解上的問題，尤其令人沮喪與失衡。這些介入措施是去辨識患者能表達出來的情緒，以及藉由需口頭或非言語交流（動作、態度、臉部表情）的溝通技巧，進而確認這些情緒。

情緒

　　情節記憶中的回憶，是經由一種情感顯示出來的。因此，對於照片、香水、電影與歌曲，會根據它們所喚起充滿情感事件的能力，而使我們有所偏愛。每天陪伴患者且最瞭解他們生活史的照顧者，最能夠運用會激發起情感的事物。

　　這些追憶也是為了能表達、敘述、唱歌、移動、模擬他工作、運動甚至跳舞姿態的藉口。

　　透過回想起某些過往回憶，我們將試圖讓別的回憶浮現、試圖讓他敘述生命中的故事、幫助他藉由自我敘述在重獲認同中找回自己，這被稱作為：敘事身份。可以肯定的是，感官、情緒、嗅覺的刺激是最好的療法。

當終點接近時

　　如同波利多博士在他的書中所寫的，「面臨死亡，所有的恐懼都克服了，所有的激情都平息了，衝突與指責都得消失在這個深不可測的真相面前，而這個真相通往一個我們永遠都無法知道的世界。」參與一個人生命尾聲的最後時刻，是一項非常棘手的考驗，這對醫師、護理人員以及所有人來說都是，對家人來說更是如此。

　　這種疾病經常造成可怕的身體損傷，對過於情緒化、過於敏感的患者而言，是一種非常震驚的末日，而沒有人為這項考驗做好準備。生命的尾聲有可能是祥和的——親人們看到他們的父母，如同蠟燭的小火焰一般地熄滅。他們帶著悲傷與解脫交織而成的心情經歷這項考驗。

　　選擇是個人的，但是任何時候，任何照顧者、父母、朋友都不應責備自己沒有勇氣來面對。原則上，面對自己的脆弱、在某些形

式的死亡面前的無能為力，我們可以認為自己是可憐之人。

全面照護

藥物或其他治療成效不彰，且恐會產生很大的副作用。照護必須是全面性的，盡可能適合每一位患者，戲劇、音樂、繪畫、感官體驗等皆然。許多非藥物照護技術，其目的並非單純讓人有事做、力圖分散注意力，而是試圖重製被破壞的迴路、重新修補受損的大腦、平息恐懼與焦慮、恢復喜悅、重新找回自尊心，與此同時也保有尊嚴。建議求助於具備資格的專業人士。

讓我們幫助照顧者

每天有超過 8 百萬的法國人陪伴著無法自理的父母，這經常損及他們的自身健康。然而，有一些方法可以擺脫這種負面循環。

休息一下

照顧永遠病著的人以至於忘了自己，這是照顧者的弱勢。為了暫時緩解這種情況，ASV 法令（社會老齡化適應法〔adaptation de la société au vieillissement〕）規定了「暫緩權」。它採取在個人化自治津貼中支付金錢的形式，適用於 60 歲以上失去自理能力的人。因此，這筆額外的預算，能讓照顧者按時求助、請專業機構接管（日托部門、居家協助或是在老人長照機構短期住宿），由幾小時到幾天不等。這麼做的目標，是讓照顧者能有一次救贖式的休息，以便能暫時停下喘口氣。

患者過世後的照顧者支持

照顧者需要人們關心、支持與救助。他們體驗到解脫以及感到解脫的罪惡感，這感覺又曖昧又模糊。但是，對於結束折磨的患者而言，這是一種解脫，對已筋疲力盡的照顧者來說卻也是一種解脫。

波利多博士補充道：

> 他們也體驗到空虛感，是「雖然過度奔走多年，但佔據他們所有時間之後」的巨大空虛感：那現在要做什麼？過去，生活有他們奉獻的意義在，他們為自己找到了一個珍視的寶藏，因一個原因而奉獻、照料患者，或是如果患者在養老院，就去看他、想著他、處理無數個小問題。而現在，預料中的事情終於發生了，一切將不會如同過去那般了。

過世的震驚期過後，經常會出現一種情感恍惚，親人們會有一種情感上的痲痹，他們被摧毀了。

這種次要的狀態不會持續。很快地，在幾週之內，當他們恢復正常生活時，他們意識到過去根據病人來擬定自己生活的習慣。他們完全投入這個角色。他們有什麼樣的新感受？賦予他們的生活什麼樣的新意義？

逝者家屬的朋友將必須藉由讓他們講述逝者生命的快樂片段、引人發笑的時刻、伴侶生活中有價值的一面，來幫助家屬復原。沒有苦澀，有的是笑語及微笑。在一種更為和諧的過程裡，我們將替換掉疾病與生命的終結，在這之中毫無悲傷。

更多資訊

　　為了收集有用的聯繫方式、瞭解經濟上的協助等，60 歲以上的照顧者可以聯繫當地老年醫學協調中心（名稱為 Clic）。許多實用的資訊也可見 pour-les-personnes-agees.gouv.fr 網站，或從法國護理人員協會（照顧者〔aidants.fr〕）、患者協會（法國阿茲海默症〔France Alzheimer〕）、醫療互助保險（entreaidants.fr、lesitedesaidants.fr、aveclesaidants.fr 等）或別的組織（aidesauxaidants.com）來取得。

　　佛羅倫斯・勒杜克（Florence Leduc）為照顧者法國協會（l'Association française des aidants）主席。

結語

　　阿茲海默症：媒體越來越常談論它，但卻仍未被視為如其他疾病一般的病症。

　　儘管診斷的嚴重性很高，但我們必須應對的挑戰之一，是改變我們投射到這個疾病上的眼神，因為它讓所有消極的一面都被污名化。

　　在 30 年前，阿茲海默症仍未令人憂心，如今它對現代社會的年長族群造成嚴重的破壞，但最令人擔憂的是，初步症狀影響到越來越年輕的族群。

　　醫學歷史只是或多或少在「嚴重疾病的到來」以及「醫學界必須提供的解決方式」這兩者間不停歇的高速競賽。

　　這種研究必須堅持不懈。有些人斷言，如果我們從認知衰退中除掉了疾病的概念，臨床現象將不再引起任何人的興趣。

　　相反地，它應該激發並從獨特的生物醫學模型中進行研究，且用人文與社會科學（人類學與古人類學）所能貢獻的一切來豐富它。

　　那些事先假設談論認知老化會導致對這主題不感興趣的人們，似乎忘了抗老開始在許多主題裡都佔有的指標性位置。如何能想

像，在美容領域投入巨資以防止皮膚老化的公司，卻無法在認知老化方面進行同樣的事情呢？也就是解釋認知老化，並擺脫將使阿茲海默症痊癒的藥丸的幻想。

「在發明治療之前，神先發明了診斷！」這是現代醫學之父希波克拉底在 2,500 年前肯定不會否認的格言。如今，這句格言比以往任何時候都更有效。因為在錯誤診斷的情況下加重患者疾病的可能性，這事每天都有。不以所提供的醫療服務損害患者利益，是希波克拉底誓言重要的一部分，而醫師始終感到有義務遵守它。

為了讓「阿茲海默症」的診斷具極高的可靠性，如今我們結合了醫學影像程序（PET）、神經心理學測試，以及最後（但並非最不重要）的詳細病歷。這是對病人病史的觀察，也是診斷的依據，尤其是去測定一種天賜的症狀——嗅覺障礙。我們所要做的，就只是進行嗅覺測試。

如今，我們能在很早的階段就診斷出阿茲海默症，甚至是在患者出現所有認知能力受損之前就診斷出來。

因此，在外來分子（特別是高溫烹煮、穀物、豆類、動物奶）的反覆進攻下，味覺系統讓身為危險存在時首要的警覺感官——嗅覺系統（嗅覺與嗅覺黏膜）——產生短路，逐漸將嗅覺降級為殘留狀態。

這就是為何阿茲海默症的出現是由此產生的結果，而且是生物體要付出的代價。生物體被迫去適應不可預測的環境，這個環境相對於他原本的環境發生了深刻的改變，而為此，嗅覺與邊緣系統則再也無法按其原本的基因程序來運作。很明顯，幾千年來，因熟食出現所引起的酵素抑制作用導致了嗅覺系統的退化，從而造成嗅覺生理功能的抑制。

值得注意的是，現在所有的化學藥物都被降為次要計劃。重要

的治療策略，總結來說就是優先選擇天然原料與精油。

我們的狩獵－採集者祖先健壯而精瘦，他們沒有慢性病、糖尿病、心血管疾病、癌症、阿茲海默症、自體免疫疾病等。而且與成見相反，他們沒有在 20 歲時就死去。

邁克爾‧尼爾斯（Michael Nehls）博士在他的《治癒阿茲海默症》（*GuérirAlzheimer*）一書中表示：「在這些文化裡面，超過 70 歲是正常的，遇到 80 多歲的人並不罕見」。

過去有人反對，說狩獵－採集者文化不會有針對阿茲海默症的基因選擇，因為這個文化中的平均預期壽命只有大約 30 年。這些批評顯得毫無根據。

因此，我們的長壽不是由於高度技術性的生活模式；它是自然選擇過程的結果，這個選擇的過程可以追溯到很久以前，並保證我們直到老年仍保有良好的智力型式。換句話說，這個過程保護我們免於智力退化。

所以，我們有了關於阿茲海默症謎團的重要資訊，那就是：我們的基因組沒有義務為這個疾病負責。在這種情況下，既然它是唯一在短時間內發生徹底改變的參數，決定性的原因難道不是存在於我們的現代生活模式中嗎？唯一可以歸咎到我們基因組的是，由於它歷史性的編程製定，它無法補償並應付我們現代生活模式的後果。

尼爾斯博士證實道：「今天有許多研究支持這項假設。這些研究指出，當我們修改了傳統生活模式的一項或多項因素（方面）時，腦內啟動的某些過程會增加罹患阿茲海默症的風險。這些是文化上的改變，其作用有如驅動疾病的引擎，遠比遺傳上的宿命來得多。因此，如果阿茲海默症恰好始於大腦內讓我們獲取文化技能的部分，這就並非巧合」。

那麼，過去那些狩獵－採集－捕魚人的祕訣是什麼？答案是：

人類已經擁有的、超過 2 百萬年的健康生活模式。古代世界是唯一適合我們的生活模式，故仍然需要依循著這個模式來重新編碼我們的基因。

邁克爾・伊茲（Michael Eades）與瑪麗・伊茲博士（Mary Eades）強調：「古代世界得到科學研究的支持。它簡單又容易遵循，不只是遵循一週或一個月，是在有生之年都如此」。令人想到由賽納雷（Seignalet）博士所開發的原始或低毒性飲食法，以遏止污染性疾病與自體免疫疾病。藥物並非一切，大自然可能才是最好的良藥。哈內曼（Hahnemann）[1] 說過的「大自然的治癒力量」（vis medicatrix naturae），呼應了比他早了 23 個世紀（公元前 400 年），由哲學家希波克拉底所傳授的戒律：「讓你的食物成為你的藥物」。

現在，醫學必須在其歷史上寫下新的篇章，寫下真實性與整體健康的篇章。生命的運轉確實是整體與全面的。

好幾年來，醫學教授們一直在神經學部門與神經科學實驗室研究嗅覺與神經退化性疾病。

在大學，有些以此為主題的博士論文被發表。某些醫院及老人長照機構（Port-Marly、Issy-les-Moulineaux、Ivry-sur-Seine 等）會運用精油。十幾年來，一些國家（中國、日本、德國與英國）已採用這項策略。在數千名阿茲海默症患者中，也觀察到驚人的成果。

還有什麼好再多說的！

尋找實務醫學治療師

很多時候，家醫科或神經科醫師們會拒絕為患者進行以「疾病

---

1 譯注：順勢療法的創立者。

原因與支持性證據」為導向的治療。又一次，一般醫療系統與醫師推廣的思想運作著，更不用說來自於製藥遊說團體的壓力，這些人士可能會感到受挫。

目前，已有數千名患者透過本書敘述的自然療法獲得成功治療，因此一位勇敢且稱職的治療師，也許要有夠開放的心態，並為了患者的利益，關心這一種創新有效的方法。

這種治療阿茲海默症的型式不應與「官方」藥物分開。我們本可以談論一種全面或補充的方法，但這就相當於在官方醫學的邊緣提出一個解決方案。然而從科學角度來看，這種方法不能、也不應該被認為是邊緣的。受過傳統訓練的醫師，不應被排除在以針對性且系統性的方式消除掉疾病原因的治療概念之外。確實，不幸地，醫學上的作為仍太常以症狀的藥物治療作結，如同當代社會以及對抗療法醫學[2]所根據的系統想要的那樣。因此，對於醫學界與發明界，有必要打破既定思維，發展出事實的系統性理解：文明疾病的原因，通常存在於我們的生活方式裡；只有改變我們的習慣，才能得到真正的治癒。

以本書提出的知識與亮眼的成果為根基，它們是治癒的唯一希望。

2　譯注：對抗療法是順勢療法等替代療法中，對現代主流醫學所使用的理論及治療方法的稱呼。

附　錄

I

阿茲海默症相關疾病

雖然阿茲海默症顯然是最常見的退化性腦部疾病（10 個之中，有 7 或 8 個都是），但其他疾病也會導致認知障礙、失智症與行為改變。

在阿茲海默症這方面，除了有越來越準確的診斷準則之外，其他型式或其他疾病也出現在專家面前。憑著不同的臨床症狀，神經學家清點出在阿茲海默症之後碰到的至少兩種神經退化性疾病：一方面是屬於額顳葉疾病的皮克氏症（maladie de Pick），另一方面則是路易氏體失智症（maladie à corps de Lewy disséminés）[1]。還有別的疾病存在，但又更為罕見。

其他與阿茲海默症類似的相關疾病，也都涉及腦細胞緩慢且不可逆的退化，尤其像腦血管疾病（在此，這是僅次於阿茲海默症第二常見的疾病）、額顳葉退化、庫賈氏病（maladie de Creutzfeldt-Jakob）、路易氏體失智症、亨丁頓氏症（maladie d'Huntington）和帕金森氏症。

1　編注：英文為 Dementia with Lewy bodies，一般簡稱 DLB。

1. 額顳葉退化

額顳葉退化（dégénérescences fronto-temporales，又稱額顳葉失智症）[2]是65歲前退化性失智症中，僅次於阿茲海默症的第二個原因。

它的症狀經常出現在較年輕的人身上（60歲之前），且會使診斷複雜化。由於患者的行為與／或情緒產生變化，然而記憶能力仍可正常表現，這就是為何該疾病可能會與精神疾病相混淆。與阿茲海默症不同，額顳葉退化以行為障礙為主，而非記憶障礙。

額顳葉疾病有2種：皮克氏症以及非特異性額顳葉退化。

額顳葉退化是與阿茲海默症相關的認知與行為疾病，儘管它們更為罕見。在法國，約有6,000~10,000名患者受這些疾病影響。它們的起因，就是額葉與顳葉區域的功能障礙。

與影響幾乎整個大腦的阿茲海默症不同，額顳葉退化是一組主要影響大腦額葉與顳葉的疾病統稱，這些大腦區域與個性、行為、情緒、語言、說話咬字、抽象思考、以及移動能力有關。在大部分額顳葉退化的情形下，大腦這些部位的細胞會萎縮或死亡。

這些相同的細胞會變得肥大並含有圓形、銀色的「皮克氏體」，而診斷結果是「皮克氏症」，這是一種額顳葉退化的行為變異。也是最常見的額顳葉退化。

皮克氏症是一種罕見的雙側大面積（8~10%）皮質的萎縮，病變位於額葉與顳葉。在腦葉內部，病變的情況因人而異，這解釋了為何患者會出現不同病徵，有時甚至完全相反。在額顳葉疾病中，斷層掃描顯示沒有明顯的皮質萎縮。

2　編注：英文為 Frontotemporal Degeneration，簡稱 FTD。

症狀

　　額顳葉退化最常發生在 50~65 歲之間，以不太明顯的方式開始。會呈現出行為及語言障礙，社交行為與情緒控制亦發生改變。

◆ 行為改變：可包括孤僻或者去抑制（disinhibition，意指喪失控制行為或行動的能力）。這個人可能會有缺乏主動性、忽視個人衛生、容易分心，或是一遍又一遍重複著相同的動作。他也有可能吃太多，或強迫性地把東西放進嘴裡。失禁有時是這個疾病的初期症狀。額顳葉退化的人可能會對周遭的人漠不關心、表現出突如其來且頻繁的行為變化，或是過度情緒化。他們經常需要受到刺激，才能夠進行一項活動、穿衣服、梳洗等。有這些症狀的人，有時會誤認為患者有憂鬱症。

　　更罕見的是，這種疾病呈現出行為的放鬆，之後患者表現出過度歡樂、對周遭的人表現出不恰當的熟稔、缺乏羞恥心，以及喪失個人衛生處理能力。

◆ 飲食有關的行為問題：這很常見。患者會吃得很急、狼吞虎咽，有時還會吃得髒兮兮。這些變化可能與疾病早期的體重增加有關，且他們經常轉換飲食口味。

◆ 語言問題：這部份各有千秋，從難以找到正確的詞到受侷限的口語表達都有，甚至完全失語（變得徹底緘默）。系統性地重複著別人的話與口吃是常見的症狀。這個人可能會難以將想法之間的邏輯連結起來，或是難以進行對話。閱讀與寫作能力也同樣受到影響。

◆ 額顳葉退化的人可能會呈現出臉部表情減少、動作遲緩、僵硬與姿勢不穩。另外，顫抖、行走困難、頻繁跌倒與協調性差，

可能會是常見的表現。這些人也會失去手部動作的靈巧度,並受吞嚥問題所苦。

◆ 與阿茲海默症相反,記憶相對地被保有,尤其是在疾病的初期。沒有或很少有空間定向感的問題。反而會有的可能是時間定向感的紊亂。

檢查

目前並無特定測試可診斷出額顳葉退化。為了做出診斷,醫生必須覺察疾病的特徵,並排除別的可能原因。

◆ 神經心理學測試:評估推理、判斷、注意力、記憶障礙、執行與視覺空間的功能。

◆ 磁振造影或大腦斷層掃描:顯示額葉及顳葉的受損(萎縮)。

◆ 腦部掃描與正電子發射斷層掃描:能更精確地研究大腦功能,並顯示出額顳區的異常。

◆ 生物學檢查與腦電圖:能排除其他的疾病。

◆ 如果能提出家族史證明,則可提供基因分析。最常牽涉其中的基因有 3 個。

現今,既沒有任何已知的治療,也沒有任何有效的方法能夠減緩這種疾病的演進。用來治療阿茲海默症的膽鹼酯酶抑製劑,對治療額顳葉退化沒有效果,因為額顳葉退化影響的是其他的大腦部位。目前,可供使用的治療主要集中在這種疾病的症狀上。

2. 皮克氏症

阿諾德・皮克（Arnold Pick）在 19 世紀末描述過此疾病的特點。即使醫學文獻中經常發表病例，但直到 1980 年代，它與阿茲海默症兩者間的混淆才得以釐清。然而必須承認，兩者之間的診斷有時很困難，尤其是非典型的阿茲海默症。

因此，我們會用額葉變異這個詞，包括傳統的皮克氏症。這種疾病始於行為問題，該症狀仍將為主要症狀。這些問題可能看起來像憂鬱症的明顯冷漠（或相反），看似失去社交禮儀、有異常酗酒或飲食行為、有習慣或信仰變化的去抑制行為，又或者看似在行為上不願變通（患者僵化且不肯改變自己的習慣，並以自我為中心）。

記憶障礙很常有，但因缺乏注意力並分心，它仍是僅次於行為與計畫、執行複雜活動困難的障礙。語言障礙可能會繼發。患者通常很少意識到，或不知道自己的問題，且難以接受被幫助。

在法國，多虧有里爾團隊（F. Pasquier 與 F. Lebert）參與其中的研究成果；國際診斷準則的建立，允許了更為早期的診斷與特殊照護。

3. 路易氏體失智症

以發病年齡（平均 75 歲）及發病率（估計佔所有神經退化性疾病的 15~25%）而言，它是最接近阿茲海默症的疾病，是 65 歲後失智症的第二大原因。診斷很困難，而且與阿茲海默症一樣，只能透過大腦檢查來確定。

路易氏體失智症與帕金森氏症的類比

帕金森氏症失智症以及路易氏體失智症，因診斷所需的組織病理學病變相同而連繫在一起，儘管該病變為非特異性，即路易氏體。帕金森氏症失智症與路易氏體失智症，是 2 種退化性疾病且已被描述為不同的實體。然而，今日人們傾向認為它們屬於相同的病理——有著以帕金森氏症為代表的運動端，以及以路易氏體症為代表的失智端。事實上，帕金森氏症的最初描述是指運動症狀，而非任何「心理障礙」。在 20 世紀初，路易氏體在帕金森氏症裡首次被獨立出來。

臨床標準

路易氏體失智症的臨床診斷，以認知改變為中心。此外，它也以其他標準為依據，保留 3 項主要標準與 8 項次要標準。

主要標準有認知功能的波動、幻覺以及帕金森氏症候群。

保留下來的 8 項次要標準有：頻繁跌倒、昏厥、短暫的意識喪失、對精神安定藥過敏、譫妄（delirium）[3]、聽覺、感覺與嗅覺的幻覺，以及更近期保留下來的快速動眼期睡眠行為障礙[4]與憂鬱症。潛在的路易氏體失智症診斷必須要有 1 個主要標準（幻覺、失眠、跌倒）加上至少 2 個次要標準。

幻覺

最常是視覺上的幻覺，是路易氏體失智症表格的重要組成部

---

3 譯注：譫妄是一種突發的急性腦症候群，是以意識障礙為主的急性發作症狀。
4 譯注：快速動眼期睡眠行為障礙是一種睡眠中的異常，失去抑制身體動作的能力，因此出現會夢到什麼就演什麼的動作。

分。這類幻覺存在於 40~75％的病例中，沒有觸發因素也沒有特定的時間表，可以每週發生數次。最常出現的，是動物或兒童的彩色影像。患者可能在發作後很久才出現這些幻覺。他們很少有聽幻覺，極少有嗅幻覺，不像阿茲海默症中出現 95％的嗅覺障礙。

睡眠障礙

　　無論是哪一類的失眠，都很常被觀察到。伴隨的症狀就變成失眠的基礎──疼痛，尤其是疼痛性抽筋與肌張力障礙、不寧腿症候群以及週期性腿部抽動症、意識模糊、睡眠呼吸中止症、多巴胺的治療後果等。另外也會觀察到白天嗜睡，其原因是這種病症典型的低警覺性、夜間睡眠品質差，以及過量的鎮定劑處方。演變到最後，可能會出現睡與醒的節律被打亂。

生物學方面

　　路易氏體失智症可供評估的生物標記很少。尋找特異性病變的標記，也就是路易氏體，是可能的方向之一。目前有一種路易氏體的組成蛋白──α－突觸核蛋白──被某些帕金森氏症的研究團隊開發出來，它在腦脊髓液裡的劑量，可能可應用在路易氏體失智症的範疇。

　　尋找路易氏體失智症的其他非特異性標記，可能會有幫助。

　　過度磷酸化的 Tau 蛋白以及 β－類澱粉胜肽 1-42 在腦脊髓液中的測定，能夠精準化路易氏體失智症與阿茲海默症過程之間的關聯。

　　這些劑量測定，現為失智症初期評估過程中常見的作法。

　　將路易氏體失智症與阿茲海默症區分開來最有趣的因素在於，前者仍保有海馬迴與內部顳葉的體積，而這兩者體積上的減少，正

是阿茲海默症的早期標記。

治療

無論是路易氏體失智症還是帕金森氏症失智症，治療原理都相同。能更瞭解「路易氏體」在此過程中的相關機制，有助於定義出一定數量的治療目標。

經由改正，尤其是神經媒介的缺陷——膽鹼缺陷以及／或多巴胺缺陷——來治療症狀，是可供路易氏體失智症患者使用的初步治療方法之基本原則。可考慮對麩醯胺酸有關的系統採取介入措施。

路易氏體失智症與帕金森氏症失智症，這兩者的對症治療特別棘手。的確，用於治療運動症狀的藥劑，可能具有認知與行為上的副作用。此外，這些藥劑對於認知障礙毫無效果。同樣地，有時治療心理與行為障礙所必需的抗精神病藥（精神安定藥），可能會產生嚴重的副作用，尤其是運動及認知方面的副作用。

服用抗精神病藥（精神安定藥）可能會大幅加重患者的病情。確實，其中有一半的患者缺乏降解這些藥物所必需的酵素。服用精神安定藥以後，如果您親人的病情突然惡化，應該要去諮詢專家。

無論如何，我們可採用阿茲海默症的治療方法（生食與精油）。

續發性神經退化性疾病

◆ 有 10~20％為腦血管疾病，也稱為血管性失智症。最常造成的原因有著小型、多發性，稱為小洞性腦梗塞（大腦的「軟化」）。這些梗塞是因動脈、動脈粥狀硬化以及老化所促成的病變阻塞到大腦的小動脈所致。它們與腦半球的白質缺乏供血有關。這些病變容易藉由斷層掃描或核磁造影顯示出來，它們在老年人

中卻相當普遍。

◆ 有 10-20％為混合性失智症。這個詞指的是在同一位個體中，同時有退化性阿茲海默症以及血管性腦損傷。這種失智症具有阿茲海默症的所有特徵，尤其是與記錄下來有關的記憶障礙。血管病變的存在促進了失智症的發病，並解釋了純粹阿茲海默症裡的反射障礙，以及不尋常的運動障礙的可能性。

很多時候，這兩種類型的失智症之間的界限似乎並不精確，只要血管受損就可能與路易氏體有關。在超過 30％的病例中，路易氏體失智症患者的屍檢報告顯示有血管病變。

因此，客觀化的大腦形態影像學中出現了血管病變，並不能排除路易氏體失智症的診斷。這種影像學基本上可預測治療的後果：必須考慮到血管與退化這兩項目標。

II

可擴散的精油

　　並非所有的精油都能進行擴香，像是會對呼吸道黏膜有刺激性的含酚類的精油（香薄荷屬植物、丁香、普通百里香〔Thym vulgaire，學名：*Thymus vulgaris*〕、岩玫瑰〔ciste〕、冬青、蠟菊、馬鬱蘭、綠花白千層〔Niaouli，學名：*Melaleuca quinquenervia*〕、冬季香薄荷〔sarriette des montagnes，學名：*Satureja montana*〕、茶樹等），以及含酮的精油（具神經毒性）。

　　必須優先選擇特別適合在空氣中擴散的精油。

　　將以下這些精油以擴香（空氣擴散器）、噴霧劑、吸入來使用。

- ◆ 花梨木（神經衰弱）
- ◆ 白千層（Cajeput，學名：*Melaleuca cajuputi*，化痰劑）
- ◆ 香水檸檬（胃）
- ◆ 日本雪松（止痛劑）
- ◆ 爪哇香茅（Citronnelle de Java，學名：*C. winterianus*）
- ◆ 檸檬木姜子（鎮定劑）
- ◆ 麥盧卡（le Manuka，抗組織胺的）
- ◆ 落葉松（強健神經）
- ◆ 野薄荷
- ◆ 胡椒薄荷（少量使用）
- ◆ 紅香桃木（去淤血）

- ◆ 乳香屬植物（抗憂鬱）
- ◆ 黑雲杉（一般強身）
- ◆ 佛手柑精華（平靜）
- ◆ 檸檬精華（淨化）
- ◆ 橘子精華（放鬆）
- ◆ 葡萄柚精華（空氣防腐劑〔antiseptique atmosphérique〕）
- ◆ 檸檬尤加利（Eucalyptus citronné，學名：*Corymbia citriodora*，消炎）
- ◆ 澳洲尤加利（Eucalyptus radié，學名：*Eucalyptus radiata*）
- ◆ 史密斯尤加利（學名：*Eucalyptus smithii*，抗病毒）
- ◆ 香葉天竺葵
- ◆ 土木香（液化黏液，以噴霧裝置做使用）
- ◆ 真正薰衣草（與其他結合使用）
- ◆ 醒目薰衣草（印度馬鞭草）
- ◆ 檸檬草

- ◆ 綠香桃木
- ◆ 橙花（重新平衡神經）
- ◆ 苦橙與甜橙（使用果皮）
- ◆ 玫瑰草（別名為印度天竺葵）
- ◆ 歐洲赤松（對神經與性方面有滋補作用）
- ◆ 黑胡椒（補強消化）
- ◆ 加拿大鐵杉（平衡神經）
- ◆ 羅文沙葉（刺激免疫力）
- ◆ 杜鵑花（放鬆）
- ◆ 桉油醇迷迭香。
- ◆ 檀香（泌尿道與肺部方面的防腐）
- ◆ 冷杉
- ◆ 西伯利亞冷杉（呼吸道方面的防腐）
- ◆ 茶樹（抗感染）
- ◆ 香草（皮膚保濕）
- ◆ 一枝黃花／幸福花（消炎）
- ◆ 檸檬馬鞭草（強效鎮定）
- ◆ 依蘭（焦慮）

如何使用精油？

透過鼻腔與嗅覺

　　這種特殊的嗅覺治療法，為神經系統紊亂（壓力、情緒、行為）以及神經方面的疾病（阿茲海默症、帕金森氏症等）保留了嗅覺鼻腔途徑。吸入的原理，是利用吸入器中水蒸氣（來自沸水）會帶走並運送精油的揮發性，約持續 10 分鐘，每天更新 2~3 次。將 6~8 滴精油滴在沸水表面。

　　嗅覺法是一個小型儀式，需在手腕內側塗上幾滴稀釋過的精油後，雙手合十，蓋住鼻子，練習連續重複 3 次長而深的吸氣，並隨意願重新開始。這麼做的目的，是利用與體驗相關之所有精油氣味的訊息活動／作用，以及患者的個人病史，以調節並協調所有心理情緒反應。

　　由於嗅覺法作用於神經組織的中樞指令上，它在精神病學、神經病學與安寧治療上，都有亮眼表現。

利用空氣擴散

　　此法需購買擴香儀器。對於阿茲海默症患者，我們推薦 2 種擴香方式：

- 在早上使用刺激性的精油；
- 在傍晚時使用能舒緩人心的精油。

　　早上可於黑雲杉、海岸松、馬鞭草酮迷迭香、花梨木、中國肉桂或依蘭精油中，選擇兩種加入 10 ml 至擴香儀。

　　傍晚或晚上時，從真正薰衣草、橙花、穗甘松、馬鬱蘭、乳

香、佛手柑或熱帶羅勒（九層塔）精油中選擇 1~2 種，進行 20 分鐘的擴香。

精油在空氣中的擴香，則是透過兩種類型的設備來進行：藉由空氣幫浦進行乾式擴香，以及用水進行超音波擴香。乾式擴香能讓空氣中的精油濃度更高。更推薦用於公共場所與團體院所，像是商店、候診室、養老院、老人長照機構和醫院等。面對感染的風險，精油的運用可確保居住在這些場所的人有更多免疫力。

使用到水的超音波擴香，則較適合家庭使用，能在加濕空氣的同時，提升所吸入精油的耐受性。空氣擴散能做到以下兩個重點：

◆ 在細菌方面達到空氣淨化；
◆ 可用以管理神經退化性疾病中的行為障礙。

沒有擴香儀器的人，可以購買 5 ml 的瓶子盛裝自己喜歡的精油，每天吸入數次，每次持續幾分鐘。

警告：神經毒

帕金森氏症、阿茲海默症、抽搐、癲癇等神經疾病患者，要避免使用含過量萜烯酮類與萜烯氧化物（具有神經毒）的精油。這類芳香分子無論透過吸入、嗅覺法或鼻腔用藥等做使用，對患者而言風險都很大。

在低劑量下，酮類是交感神經與中樞神經系統的興奮劑；而在高劑量時，它們則具有神經毒與麻醉性。

中了萜烯酮類神經毒的人，恐出現以下狀況：

◆ 首先，酮類分子會通過血腦屏障；

◆ 接著，破壞髓鞘分解脂肪的作用；
◆ 最後，受神經毒影響，患者會有噁心、嘔吐、頭暈、咬字不清、精神錯亂、抽搐、昏迷等症狀。

另外，會觀察到患者有興奮表現，之後是麻木，再來是憂鬱，最終以昏迷告終。這些分子的神經毒毒性大小取決於不同標準，這些標準的重要性，則隨以下順序下降：給藥劑量、酮類分子、精油中分子的濃度、給藥途徑、劑量與治療持續時間。

人們藉由字尾「-one」表示酮的生化結構並加以識別，例如馬鞭草酮（verbénone）、薄荷酮（menthone）、莰酮（bornéone，又稱樟腦）、側柏酮（thuyone）、胡椒酮（pipéritone）以及隱酮（cryptone）。

酮類存在於蠟菊、牛膝草／神香草、迷迭香馬鞭草酮、胡椒薄荷、鼠尾草、藍膠尤加利等精油中。

III

馬達加斯加精油

由於曾在安齊拉貝（Antsirabe）[5] 向 50 位醫生傳授芳香療法，並治療了 500 名被遺棄的孤兒，我因而研究了馬達加斯加的特有精油。

我只開發能治療神經退化性疾病與精神疾病的精油。西蒙‧勒梅爾（Simon Lemesle）是一家生產並推廣馬達加斯加精油的公司負責人，在他的寶貴建議下，我得以加深對芳香療法的瞭解。

香氣的品質、療效、耐受性、對心理作用的細微之處，與所用精油的平衡及活力是完全有關的。並非所有的卡塔菲（馬達加斯加文 katrafay，學名 *Cedrelopsis grevei*）精油都對發炎與情緒有如此深層的作用，也並非所有的莎羅白樟（馬達加斯加文 saro，學名 *Cinnamosma fragrans*）精油都能引起如此顯著的活力及保護作用。

野薑花精油

透過葉子蒸餾取得的精油，以非常平衡的方式作用在神經系

5　編注：馬達加斯加第三大城。

統。對於情緒低落或缺乏人生方向與自信的人，野薑花能提供令人印象深刻的支持。其舒適、激勵人心並顯示個人特性，可以每天早上在手腕滴上 1~2 滴。

它是一種具保護性與抗壓性的精油，適合過於惦記日常生活與各項用材的人士。以按摩或嗅覺方式來使用，野薑花能帶來內心深處的休息感，促使我們與外界有所聯繫。它的釋放效果仍然受薑科植物的陸生特性所控制。

另外，野薑花精油不具侵略性，皮膚對它的耐受性良好，可以單純地將它塗抹在手腕內側，或以植物油稀釋過（沿著脊柱）做按摩，或是簡單地透過嗅覺方式施予。由於蒸餾產率非常低，它是一種稀有、珍貴且有趣的精油。

國王草本精油

國王草本（herbe des rois）精油稀有、強烈的香氣，因其對心靈的強大作用而使人感到不安。它對神經系統立即重新平衡的作用會引起深層、自主的放鬆，再來是特有的超脫狀態，與此同時提升了注意力及感知力。

最近，它的應用已擴展到治療神經系統疾病的領域，如萊姆病（Lyme disease）在神經方面的後遺症。

採摘這種令人驚奇的植物，尤其是在蒸餾它的過程裡，與它接觸的人，都能在精神及身體上都感知到其淨化與提升的強大特性。這些經驗與對植物的觀察，尤其是對於其翅莖的觀察，向我們顯示出「空氣」與「土地」元素間的完美結合。這無疑是馬達加斯加植物群最美的發現之一。

卡塔菲精油

　　卡塔菲精油的低調香氣，是由令人驚歎、明亮甜美的木質香所組成，具包覆性與舒緩性，好似能減輕痛苦的香膏。它擁有廣泛且多功能的消炎特性，是運動相關系統（肌肉，關節，肌腱）的主要精油。在疼痛部位的純粹塗抹上，它也扮演著按摩油配方中的關鍵成分。作為活動的精油，它可以重新平衡腎上腺而不會使其過度振奮，讓身體能在恢復期或是過勞期進行充電。每天早上塗抹在下背處，它能帶來勇氣與決心，令人在淡化日常生活問題的同時維持堅定而不偏離。它提供一種錨定感，使人好好睡上一覺、恢復元氣。

　　花時間來探索這種精油，例如透過嗅覺，它能藉著喚醒祖先傳承下來的印象及情感，對心靈產生非常深刻的作用。

曼娜苞精油

　　透過情緒釋放，曼娜苞（Manavao）能提供深層的放鬆，並強烈表現出重新定位的感覺。在生理方面，這顯現在肌肉的放鬆與心臟活動的緩和上。所保留的情緒被釋放出來，強烈之中卻又溫和且平衡。但在蒸餾過程中，能取得的精油量非常少。

　　極度地強而有力的特性，使得行家用它來改善認知能力、感覺與直覺。強烈推薦以嗅覺法，或輕抹在手腕、耳後或神經叢的方式來使用曼娜苞精油。當出現明顯的情緒衝擊、情感崩潰、職業過勞甚至是倦怠，並且難以自我定位之際，可塗抹在手腕、耳後或稀釋在植物油中進行按摩。「Manavao」在馬達加斯加語中代表「新生」之意。

煥顏草精油

　　煥顏草（法文：Maniguette fine，學名：*Aframomum augustifolium*）帶有果香與甜味，其香氣在芳香療法中無可比擬。在嗅覺方面，它的香氣仿佛以一種極為甜蜜的方式包圍著並滲透我們。煥顏草精油讓我們集中、回歸自我，並進行內化作用（intériorisation）[6]。在晚上使用，它能引發睡意、促進入睡、緩和夢境，減少噩夢。

　　嗅覺與皮膚上的少量使用，足以藉其作用得到益處。打開瓶蓋，平靜地深呼吸數次，然後在一邊手腕內側滴上一滴，再用另一邊的手腕來按摩。

　　這是屬於深居簡出人士的一種精油。煥顏草能讓人在一天的工作、一段時間的情緒動盪或消沉之後，與自我重新建立起連結。它是一種精緻的護理。野薑花精油似乎能完美地互補它，最好是在早上及治療開始時使用野薑花精油，而在晚上及放鬆的白天使用煥顏草精油。

莎羅白樟精油

　　在一個無法免於心理與生理攻擊的社會裡，莎羅白樟提供我們無比的保護。莎羅白樟是有著巨大生命力的植物，如同一個真正的盔甲，一個堡壘……

　　塗抹或簡單地聞一聞莎羅白樟精油，就是一種強烈的體驗──最初它會使人振奮，且其微酸清新的香味，能有力卻不帶侵略性地滲進全部的支氣管。爾後，隨著想法與思緒的釐清，使用者會感受

6　譯注：內化作用在心理學上的定義，是一種自我防衛的機轉。

到放鬆。一種協調與精神開闊的感覺在心中生根，這種感覺引領人們通往一種獨特的意識狀態。

　　每天早上在手腕上塗抹它，能喚醒人們、鼓舞人心並提供保護。另外，使用者感受到有勇氣以及被這種香氣保護著，就好像所有的問題與困難都消失了、好像「被解了毒」或是「被淨化」。

IV

精油的協同作用

精油經常結合在一起，形成協同作用。我在此有些調配上的建議，這些混合可以發展出有系統且平衡的作用，並被引進日常生活中。

空氣的協同作用

請達到身體與心靈的寧靜，並在天空的自由中冥想，讓每一天都是美好的一天……

推薦將此協同作用用於提升高度[7]、冥想、醒腦、創新及想像。它與白色及春天有關。

◆ 15 滴雌株蠟菊

◆ 5 滴馬達加斯加巴豆（*Croton geayi*）

7　譯注：此處作者所謂的「提升高度」，應是指提升人生高度，以超越困境。

◆ 3 滴馬鞭草酮迷迭香
◆ 2 滴波旁天竺葵

水的協同作用

有如小山坡上的一條純淨河流，請放下日常的壓力與焦慮，並重新加入高海拔湖泊的豐盈……

建議將此協同作用用於減壓、淨化、脫離困難，是晚上放鬆的理想選擇。它與藍色及冬天有關。

◆ 9 滴檸檬尤加利
◆ 8 滴綠花白千層
◆ 8 滴特級依蘭

地球的協同作用

請在地球豐富的能源中心汲取其原始力量與生命力。

用此協同作用來自我激勵、回歸初心、振作、自我接納、做出決定。它與棕色及秋天有關。

◆ 8 滴卡塔菲
◆ 7 滴雅麗菊（Iary，學名 *Psiadia altissima*）
◆ 6 滴雄株蠟菊
◆ 4 滴莎羅白樟

火的協同作用

對那些知道如何控制火的人而言，火是溫暖且感官的。火
將會溫暖身體與心，但它就如同愛，將會燒到粗心的人。

此協同作用是為了能更好地去溝通、分享並愛。它與紅色及夏
天有關。

- ◆ 14 滴完全依蘭
- ◆ 10 滴莎羅白樟
- ◆ 1 滴（或更少）肉桂皮

原始森林的協同作用

一場能重返能量源頭，難以忘懷的嗅覺之旅……

這種能強健並重新平衡神經系統的協同作用，能每天用於塗抹
在手腕和下背部。它也可用於擴香。

- ◆ 11 滴卡塔菲
- ◆ 11 滴莎羅白樟
- ◆ 3 滴野薑花

養生的協同作用

強健、刺激性與保護的特性，讓身體能完全且持續地恢復元

氣。在冬天一開始、流行病期間，或活力低下時使用。

◆ 18 滴莎羅白樟
◆ 3 滴玫瑰草
◆ 3 滴馬鞭草酮迷迭香
◆ 1 滴（或更少的）肉桂皮

依照指示的比例，得以進行 1 ml 的協同作用（25 滴），在測試手肘皺褶的耐受性過後，特別是對於那些內含肉桂皮（養生與火）的協同作用精油，可以在手腕或有限的皮膚表面上使用。對於過敏的肌膚，以 9 ml 的植物油（瓊崖海棠、榛果、甜杏仁油）補入這種混合物中，配製成 10％的按摩油。這些協同作用也可以單純用於嗅覺或是擴香。另外，養生協同作用也可經口服使用。

V

精油在世界各地的使用

在法國，為了對抗阿茲海默症，嗅覺療法進到許多醫院與老人長照機構。

芳香療法以審慎但安全的方式，在越來越多的法國醫院部門裡佔有一席之地。從放鬆的簡單擴香到真正的治療反應，它的使用變得專業化並改變了醫療界，為患者、家庭與護理人員帶來更大的益處。

在 2015 年 6 月的《心理學》（*Psychologies*）期刊中，蘇菲‧巴特查克（Sophie Bartczak）對精油在「刺激或平靜心靈」方面的影響感到興趣。

一項普及的做法

幾年前，少數使用芳香療法的護理師或醫師傾向保持審慎，因為這種做法在法國似乎很放肆。但漸漸地，在公眾壓力與首批科學研究的支持下，加上別的歐洲國家具說服力的經驗，法國的醫院開放使用，有越來越多的部門正式使用精油。

老年醫學與安寧療法部門最先對芳香療法感興趣。

法國最先進的醫院之一，瓦朗謝訥醫院中心老年醫學科醫師潔荷丁・戈麥斯（Géraldine Gommez）表示：「年長者經常服用多種藥物，因此對治療的副作用更為敏感，這鼓舞了我們將其他類型的照護進行整合。」在 2008 年引進精油前，老年醫學中心的臨床醫師就已實施過協助關係、同理心或是放鬆的觸摸。芳香療法以天然的方式豐富了他們的護理範圍。已經建立了嚴格的規範（像是醫療處方、可追溯性、評估等），且護理人員已經接受這種方法的培訓，現在他們將其融入到他們的日常生活中。因此在植物油中，冬青與稀釋的卡塔菲精油組合，可對關節疼痛做出快速反應，從而限制強效止痛劑的使用。

為了平息這些患者時常出現的焦慮、苦惱與激動，一些醫院，像是瓦朗謝訥或科爾馬的巴斯德醫院，透過吸入法（用紙巾或是個人吸入棒）以及在背部、足弓、胸骨或手腕內側塗抹的方式來使用薰衣草、甜橙及羅馬洋甘菊精油。香蜂草則以特殊的方式，被用於幫助放鬆。

戈麥斯醫師剖析道：「除了它們的治療優點，精油改變了關係。在生命的尾聲，這種類型的照護大幅改善患者及其親屬的陪護。護理人員重新回到他們工作的核心：『照顧』，並在他們的實踐裡成長、充實。」

在安寧照護上，斯特拉斯堡治療創新實驗室教授安妮絲・洛布斯坦（Annelise Lobstein）解釋道：「為了減輕日常生活裡的病痛，並減少有時難以忍受的治療副作用，腫瘤部門對替代療法採取非常開放的態度。」洛布斯坦是法國第一位持有臨床芳香療法大學學位的科學工作負責人。為了應付化療引起的影響，只要患者感到有需要，就會建議他們吸取胡椒薄荷精油或檸檬精華的香氣，藉以對抗

噁心感。

刺激或撫慰大腦

別的機構開始對芳香療法在精神病學中的優點產生興趣，尤其是對阿茲海默症患者的支持。洛布斯坦詳細說道：「已有 10 多篇科學發表顯示精油對這種疾病的貢獻，多到讓巴黎公共援助醫院（l' Assistance publique - Hôpitaux de Paris, AP-HP）盼能驗證患者對芳香療法的興趣。第一項大規模的研究已在 3 家醫療中心展開，目的在於測定芳香擴散對這些人的行為及睡眠障礙影響。」

在法國南部，尼斯的公立大學醫院中的資源暨研究記憶中心（Centre mémoire de ressources et de recherché, CMRR）開始進行另一項實驗。此計劃目的在於，針對已罹患阿茲海默症或具備阿茲海默症風險的患者，改善其行為、運動技能與認知。借助影像感測器，可以辨別行為障礙（煩躁不安、睡眠障礙、定位、記憶等）並為他們提供非藥物的解決方案，像是音樂介入或專屬及適合的精油自動擴香（舉例來說，以薰衣草來舒緩、以柑橘來刺激）。CMRR 主任菲利普・羅伯特（Philippe Robert）表示：「氣味在阿茲海默症中的重要性，被越來越多的證據證明，因為嗅覺記憶是最具耐抗性的。」

巴特查克總結：「有鑑於這些非常具說服力的首批實驗，以及在最先進國家醫院裡進行 20~30 年的芳香療法實踐，精油的巨大治療潛力不只是一種模式，而被證明是大有希望的。如果它被引入醫院在法國長久以來看似軼事，那麼至少它的部署，也許能很輕鬆地提供這項額外好處來治療身體上的淤青，如同治療精神上的傷痕」。

史特拉斯堡路易斯－巴斯德大學（l'université Louis- Pasteur de Strasbourg）生藥學名譽教授羅伯特・安東（Robert Anton）、加特福

塞基金會（La Fondation Gattefossé）主席索菲・加特福塞－莫伊蘭德（Sophie Gattefossé-Moyrand）、醫院藥師兼大學芳香療法的培訓師弗朗索瓦斯・庫伊－瑪尼葉（Françoise Couic-Marinier）、藥師克雷赫・高楠（Claire Gonnin）以及研究員歐璽安・葛河（Auriane Gros）的進行了一項調查。

其他使用芳香療法的國家

◆ 根據《國際臨床芳香療法期刊》（*International Journal of Clinical Aromatherapy*）編輯瑞安農・哈里斯（Rhiannon Harris）的說法，英國是最先驅的國家之一。「芳香療法在腫瘤學領域已經存在超過 25 年，90％的安寧照護部門都在使用它。醫院僱用了芳香治療師，為了讓放鬆與生產變得較容易，訓練有素的助產士亦使用精油按摩產婦腰部，或透過嗅覺（尤其是茉莉花，已知它在生產結束時可帶給母親信心及力量）施用。」

◆ 在布魯塞爾，芳香之地（Terre d' Aroma）創始人兼芳香治療師凱瑟琳絲詠希（Catherine Cianci）實施「芳香指導」。她受過芳香療法培訓並取得教練認證，以非常實際的方式結合她的 2 種熱情。她與客戶確立了一個面對未來的目標，就是以精油作為一種支持，來消除人們對自己的心理障礙與消極信念，這些妨礙了他們的成功。她解釋道：「在會面裡，目標是斷開思想。邀人盲聞幾種氣味。我總是偏好以一種受喜愛的氣味開始，這會給人帶來信心，使其處於愉快的環境之中」。

◆ 在德國，精油也是醫院日常生活的一部分，傳統上醫院使用浸有橄欖油、百里香與薰衣草精油混合的布料與熱敷紗布。針對疲勞，則會用一種以柳橙與桉油醇迷迭香精油為基底的敷料，

但高血壓的情況下除外。而且，為了平息晚間的煩躁不安，經常會在足浴中使用薰衣草與賦形劑[8]的混合並加上熱水。最近，以精油為基礎的療法取得了藥物的地位，芳香療法有助於消除多重抗藥性微生物；它們是院內感染的元凶，也是醫院的煩惱。好一場革命！

◆ 自 2014 年以來，昂熱的聖尼古拉醫院（l'hôpital Saint-Nicolas d'Angers）榮獲由加特福塞基金會所頒發的老年醫學精油暨臨床創新獎，該基金會每年會獎勵一個在醫療院所使用精油來進行科學與臨床作法的醫療團隊。

◆ 在中國，亦有研究以禾本科菖蒲精油刺激嗅覺，藉以對阿茲海默症進行治療。這項研究於 2010 年發表在《中醫期刊》（le Journal of Traditional Chinese Medecine）上，試圖揭露使用禾本科植物精油刺激嗅覺，對於阿茲海默症大鼠的治療效果。這項研究證明，嗅覺刺激可以顯著提高記憶力與學習力，降低丙二醛（malondialdéhyde, MDA）濃度並增加超氧化物歧化酶（superoxyde dismutase, SOD）與硒 – 穀胱甘肽過氧化物酶（glutathion-peroxydase à selenium, Se-GSH）在大腦中的活性。這些抗氧化的酵素，為保持大腦完整性消除氧化壓力。

我想引用昂熱聖尼古拉醫院（l'hôpital Saint-Nicolas d'Angers）一名年長者與阿茲海默症患者護理人員奈莉・哈多（Nelly Radeau）啟發人心的訪談，來為我的作品作結：

8　譯注：賦形劑為有效成分以外，有目的性地添加於藥品中的任何成分，包含像是錠衣與外膜、著色劑、防腐劑等。

自從 2010 年引進芳香療法以來，我的工作有了全新的一面。精油現在是我日常生活的一部分，帶給了我很多幫助。進行放鬆的觸摸以前，我安裝了擴香儀，它能讓我重新集中注意力並保持更好的聆聽姿勢。我不再處於「做事」的狀態，而是身處於與別人的關係之中，這改變了一切。觸摸與精油的結合，是不平凡關係的一種媒介。它超越了語言、年齡與疾病。這會產生非常強烈的關係、信心，有時甚至會流下眼淚。在結合足部按摩與擴香的過程中，一位多年未曾開口的 90 多歲女士脫口而出說：「她很好，珍妮」，她說的是她自己。這是一個刻印在我腦海裡的美好時刻。芳香療法改變了我的職業。

　　儘管吸引許多尋找身心安適替代方案的好奇民眾，具實驗性且溫和的嗅覺療法，目前仍像個機密般的存在。

　　如今，人們不再處於實驗階段。這些生化「小炸彈」有效的證據，遍及全球各大洲。然而，沒有大學院所或老人長照中心接受這些報告。

　　主流視聽媒體似乎對此並不感興趣。這種沉默不足為奇。製藥公司的遊說團體，密切關注並資助這些閉上嘴巴的媒體。

　　我們仍然需要等待這場盛大事件，它將會如海嘯一般蔓延開來。

VI

狗與貓的嗅腦

這些家畜的口鼻部（museau），或稱鼻子（truffe），對應的就是人類的鼻子。這個器官與嗅覺系統相連。

嗅覺是我們的五種感官之一，其他感官是觸覺、聽覺、味覺與視覺。就像味覺一樣，它是一種化學感覺，可以捕捉懸浮分子所傳遞的感覺訊息。儘管嗅覺是一種非常原始的功能，但氣味的編碼機制開始揭開它的謎。

氣味的偵測（與區別）是生存（鑑定食物來源與捕食者的存在）以及繁殖（鑑定性伴侶與其生殖可用性）的基本功能。因此我們瞭解到這個非常複雜的系統其作用，該系統專精於偵測並鑑別懸浮在空氣中的氣味分子，這些分子在系統發生（隨時間推移）的過程中被保存下來，特別是在人類與哺乳動物中。

最佳化的口鼻部

當我們吸進空氣時，我們聞到、呼吸到的都是單一且相同氣流的一部分。狗的口鼻部內有一層膜，能將空氣的流動分開，這種氣

流分為兩種：一種通向肺部使呼吸進行，另外一種能讓嗅覺作用。這要歸功於牠們的鼻子肌肉收縮，並引導氣流朝上方的嗅覺區域移動。

接著在呼氣期間，氣流被疏散到鼻孔兩側。這種吸入與呼出空氣的特殊動態，加強了對氣味的處理。

這些犬科動物可以嗅到高達百萬分之一克的 TNT 炸藥。牠們對氣味的高度敏感性（比人類 1 千到 10 萬倍），是由於牠們的鼻孔內有 5 千萬到 2 億個嗅覺神經接受器，而人類的嗅覺神經接受器有6 百萬個。不同於人類，空氣在牠們身上被分為兩部分。

專用於嗅覺、由上皮細胞直接覆蓋的接受器，能捕捉到最多的氣味。當人類透過同一個管道吸氣及呼氣時，狗狗則透過位於口鼻部旁的狹縫呼氣，進而產生空氣漩渦，增強鼻孔裡新氣味的吸引力。

狗還有另一個嗅覺器官：犁鼻器（organe voméro-nasal，或稱雅各布森器〔organe de Jacobson〕），它存在於所有哺乳動物中，但在人類中已經式微。這個器官位於門牙後方，軟齶上方，用於捕捉費洛蒙，因此在選擇性伴侶時很有用。根據霍洛維茨（Horowitz）教授的說法，嗅覺系統還能讓狗狗感受到我們的情緒（悲傷、快樂、壓力、憤怒等），甚至能感應到疾病或懷孕。

牠們主掌嗅覺的大腦區域比人類更為發達，因此可以記住數百萬種不同的氣味，並從中汲取同樣多的訊息。嗅覺是狗與貓特別發達的感官。如果在氣味上，狗能比人類鑑別得更好，那是因為牠的嗅覺系統比我們的來得複雜許多。嗅覺系統是在有危險、獵物或性伴侶時的首要警覺感官。

狗的鼻子作為它的指南針，是用來確保最重要的事，也就是為生存、繁殖與適應而戰。在發現火與烹飪之前的時期，對我們的祖先而言也是如此。

狗鼻子的解剖結構

牠們的鼻子與兩個鼻孔，是嗅覺系統的第一外界元素。

狗擁有特別發達的兩個鼻腔，包含鼻甲與篩骨迷路，被嗅覺黏膜覆蓋。這種嗅覺黏膜，本身就覆蓋著一層構成嗅覺上皮的細胞，且包含了與大腦嗅球相連、尤其發達的神經系統。

相較於許多別的動物，狗（尤其是長鼻子的狗）的另一個優勢在於，其鼻腔有空間容納大面積的嗅覺上皮細胞。德國牧羊犬或比利時瑪連萊犬擁有高達 2 百平方公分的嗅覺黏膜，這使得牠能夠容納的嗅覺神經元，幾乎是人類的 1 百倍（狗約有兩億個，而人類則約有 5 百萬個）。

要記得的是，狗（與小鼠、大鼠、乳牛還有⋯⋯負鼠）是少數在基因組中具有 1 千個左右嗅覺接受器基因的哺乳動物之一，確切地說是 872 個。有了這個「設備」，牠們毫無疑問地都能表現得很好。

狗的嗅覺如何運作？

這種特殊的感官會影響動物的日常行為，並在尋找食物、遭遇威脅或尋找繁衍時，發揮重要作用。

狗有兩種感知氣味的方式：

◆ 以鼻通路優先：狗吸進空氣中存在的氣味分子，會滲透並通過其鼻腔，吸入的空氣只有 7％ 會到達嗅覺系統。

◆ 鼻後通路：某些氣味分子在呼氣期間，或在食物或尿液存在時，會直接傳遞到嗅覺系統。當狗覺察到一種氣味時，牠會透過幾次近距離的吸氣及呼氣來嗅聞它，這使牠能在氣味分子與

嗅覺黏膜間進行更多接觸。這些被聞到的分子由嗅覺上皮細胞整合，之後會到達能解釋氣味並將訊息傳遞給大腦的神經元。因此，動物能夠解釋周圍的事物或跟隨足跡，無論是近期的、地理上遙遠的或是幾天以前的，都比 GPS 更厲害。

人體機制

人類的神經接受器，其壽命為期 4 天，它能溶解懸浮在所吸入空氣中的氣味顆粒並「分析」它們。接著，訊息會被傳送到大腦裡最古老的部分，那是我們與所有動物都有的部分。從那裡，訊息被轉發往其他大腦層，以整合進對情況的整體感知中。之後，這個訊息會被判斷其愉快成分的多寡，再被拿來與過去的情緒及行為反應做比較，最終才導致一種脈衝反應或決定。

正如我們剛理解的，聞到一種氣味會觸動我們潛意識的最深處，同時調動到所有的大腦功能。我們都知道，沒有什麼比難聞的氣味更能引起厭惡或拒絕的衝動反應了。另外，發送到大腦兩個半球的嗅覺訊息，在左腦這一面的邏輯、理性與分析的思維，以及另一面右腦的類比與符號的直覺之間，架起一座「吊橋」。

狗狗巨大的嗅覺能力

狗的強大嗅覺，對我們而言很珍貴。這種過度發達的嗅覺，是人類也能夠以不同方式來利用的感官。它能讓狗進行以下行為：

◆ 讓狗沉浸在自身的環境裡，辨別其牠狗、其牠動物或人類的存在；

- ◆ 只要公狗一察覺到母狗在發情時分泌出的氣味，就能專心繁衍；
- ◆ 在尋找食物時，對其行為產生影響；
- ◆ 將其領土做上記號，這也是一種重要的交流方式；
- ◆ 在發生地震、雪崩或掩埋的情形下救人；
- ◆ 尋找爆炸物或毒品；
- ◆ 尋找失蹤人員。

醫學成就

醫學界也許應關注狗在診斷上的成就。每一天，我們都發現牠擁有鑑別癌症等疾病的傑出能力，還能預防即將發作的癲癇或低血糖症。有些狗有能力在症狀出現的大約 15 分鐘前就鑑別出它們，這讓牠們的主人能夠採取行動，並預防任何的惡化。

在癌症（特別是卵巢、肺和與黑色素瘤）下，狗狗可以進行比藥物更有效也更早期的診斷。

在老人長照機構中，貓咪或狗狗的存在，能安撫煩躁不安的阿茲海默症患者。這些無法再理解話語涵義的人們，被他們古老的身體感受性所需要著。與動物直接、真實及溫暖的接觸，讓他們深感安心。他們的心率被調節，短暫地找回真正接觸的品質，甚至重拾起人們曾認為被神經退化性疾病徹底掩埋的記憶片段。我們輕撫的狗，對於已完全混亂的心理連結過程有所幫助。對依賴程度較低的人們而言，動物能重新建立起一種社會連結，這種連結會打破老年監禁的可怕孤獨感。動物活潑的熱情，讓死亡的痛苦遠離。

那貓呢？

嗅覺對貓特別有用，理由有幾個：這是牠得以辨識自己及牠者領土（社會角色）、辨識潛在敵人或獵物的原因，最重要的是，嗅覺會影響到牠的食慾。因此，貓可以很快地將變質的食物與可食用的食物區分出來。部分或完全喪失嗅覺，會引起貓的直接厭食。

這就是為何貓的嗅覺比起我們的要來得發達許多（可能好 100 倍），並且，由於牠有兩億個嗅覺終端，能認出數千種氣味。當你家貓咪的鼻子濕濕的時候，有時是因為牠瞬間發現了一樣明確的嗅覺興趣。牠們只有在必要時才會被活化鮑曼（Bowman）腺體，透過這層活化，牠對自己所處的環境，會進行嗅覺評估的完整階段。

在同一個範圍內，貓的味覺比人類稍差，成年的貓「只有」250 個味蕾。

狗／貓－人的類比

狗能感覺到人類的恐懼，但並非這麼簡單而已。多虧有我們分泌出來的氣味，狗才能解讀出恐懼的感覺。當我們害怕時，我們會流更多汗，肢體語言也會發生變化。我們的舉止不同，更為緊張，且肌肉收縮得更多。狗狗會聞到、看到、感受到這些，並予以理解。

這是人類需要思索的，並以一種新的 —— 但卻因此不同的角度 —— 來觀察他們的貓。無論如何，正如叔本華（Arthur Schopenhauer）說過的：「就像在撫摸貓背時，牠必定會開始發出咕嚕聲，被讚美的人臉上顯露出的那種甜蜜的心醉神迷，人們也一定會看到。」這一切都始於法國醫生布羅卡（Broca）博士的研究成果，他在 1879 年以將大腦分為不同區域而聞名。當他鑑定出嗅球時，他注意到相對於大腦體積，人類嗅球的尺寸小於別的哺乳動物，如老鼠或狗的嗅球。因此，人類只會有一種貧乏的嗅覺。西格蒙德·

弗洛伊德（Sigmund Freud）重提過這項觀點，這種物種的缺陷對他而言，甚至可以拿來與精神疾病相提並論（！）。「然而，人類可以偵測到數萬億種氣味。」他假設道。

我們的記憶，主要是透過我們的嗅覺系統來運作的。從我們存在的第一天開始，所有與香氣有關的事件都會被記錄下來。

香氣可以讓我們想起所經歷過的影像、情況或事件，甚至可以將我們帶回到最年幼的童年。氣味沒有時間感。透過一種香味，我們可以一如初嘗，再次強烈感受到過去的事件。這種作用也被稱為「馬塞爾‧普魯斯特現象」。

馬塞爾‧普魯斯特在《追憶似水年華》（*À la recherche du temps perdu*）中很好地描述了這種作用。他解釋了浸在茶中的瑪德蓮蛋糕，其香味如何讓童年記憶浮出表面。當下，這段記憶重新給予他一種保護感與強烈的幸福感。這種香氣之於他，已經轉變為一個正向的心錨。

為什麼科學長期忽視了嗅覺？

這是一種被動的感官（您不能選擇聞到的是什麼），它被認為是次要且有些粗俗的感官。而且，是狗才去嗅！2015 年，發表在《科學》（*Science*）期刊上的一項研究首次指出，人類能夠偵測到 1 萬億種氣味。這很多欸。在芳香分子中，某些聞起來很棒卻沒有味道（玫瑰花瓣），有些沒有芳香卻散發出明顯的香味（鹽與糖）。

人類基因體有 400 個專用於嗅覺的基因，而只有 4 個用於顏色。這是一個隨人類演化所形成的、非常複雜的系列。當我們是狩獵－採集者時，這使我們能夠區分出可食用的食物，或是反過來保護我們免於危險。

　　因此，嗅覺是我們歷史上最為古老的部分。在能夠聽到、看到，甚至思考過去之前，眾生透過氣味嗅聞並交流。

　　自古以來以及整個演化過程中，每個生物物種（動物或植物）都在有敵意的環境中發展出防禦機制，這些（由基因決定的）防禦機制，顯然是共享相同棲地的物種足以特有的：為了生存而去適應對我們有敵意的鄰居。

　　為了生存的這場普遍競爭，應該會，或者已然引發物種的演化。

參考書目

米歇爾‧高利耶（Michel Gaulier）、瑪麗 - 特蕾莎‧埃諾（Marie-
　　Thérèse Esneault），《被囚禁的氣味》（*Odeurs prisonnières*），
　　Éditions Quintessence ，2002 年。

呂克‧博丁（Luc Bodin）博士，《阿茲海默症》（*La Maladie
　　d'Alzheimer*），Éditions du Dauphin，2007 年。

Jean-Pierre Polydor，《阿茲海默症、使用說明》（*Alzheimer, mode
　　d'emploi*），L'Esprit du Temps，2007 年。

米雷耶‧佩羅內特（Mireille Peyronnet）博士，《預防老年癡呆症》
　　（*Prévenir Alzheimer*），Alpen éditions，2010 年。

雅克‧塞爾姆斯（Jacques Selmès）、克里斯蒂安‧德魯埃納教授
　　（Pr Christian Derouesné），《讓一竅不通者認識阿茲海默症》（*La
　　Maladie d'Alzheimer pour les nuls*），First Éditions，2009 年。

菲利克斯‧亞佛詠（Félix Affoyoon）博士，《阿茲海默症的真正機制
　　與相關疾病》（*Les Vrais Mécanismes de la maladie d'Alzheimer et
　　des maladies associées*），François-Xavier de Guibert，2010 年。

瑪麗‧格羅斯曼（Marie Grosman）、羅傑‧朗格萊（Roger
　　Lenglet），《它們對我們神經元的威脅：阿茲海默症、帕金森氏
　　症…與從中受益的人》（*Menace sur nos neurones : Alzheimer,
　　Parkinson... et ceux qui en profitent*），Actes Sud，coll.
　　Babel，2014 年。

米歇爾‧塞蘭德（Michèle Serrand）博士，《阿茲海默症，假如
　　能有它的治療方法？》（*Maladie d'Alzheimer, et s'il y avait un
　　traitement?*），Thierry Souccar Éditions，2014 年。

米歇爾‧米卡斯（Michèle Micas）博士，《阿茲海默症》，Éditions

Josette Lyon，2016 年。

克里斯多福・特里瓦勒（Christophe Trivalle）博士，《101 條在您的年齡與腦袋保持健康的秘訣》（*101 Conseils pour être bien dans son âge et dans sa tête*），Robert Laffont，2017 年。邁克爾・尼爾斯（Michael Nehls）博士，《治癒阿茲海默症》（*Guérir Alzheimer*），Actes Sud，「健康問題」系列，2018 年。

戴爾・布雷德森（Dale Bredesen）博士，《阿茲海默症的尾聲》（*La Fin d'Alzheimer*），Thierry Souccar Éditions，2018 年。

奧利維爾・聖讓（Olivier Saint-Jean）教授、埃里克・法弗羅（Éric Favereau），《阿茲海默症，巨大圈套》（*Alzheimer, le grand leurre*），Éditions Michalon，2018 年。

兩篇博士論文

莉安娜・巴爾策（Liana Baltzer），〈嗅覺與阿茲海默症：一條用於診斷與治療的途徑？〉（*Olfaction et maladie d'Alzheimer : une piste pour le diagnostic et le traitement ?*），國家級藥學博士學位，波爾多大學（Université de Bordeaux），2016 年。

瑪麗詠・貝諾（Marion Besnault）、米萊娜・蒂埃里（Miléna Thierry），〈嗅覺刺激對於阿茲海默症患者其語意表現的貢獻〉（Apports des stimulations olfactives sur les représentations sémantiques des patients présentant une maladie d'Alzheimer），巴黎第六大學（Université Paris-VI Pierre-et-Marie-Curie）。

找回阿茲海默的嗅覺記憶

以芳療精油、天然飲食，重啟患者的多重認知與情緒力，法國自然派醫師從神經生物、心理學與腦科學面向，揭開阿茲海默的嗅覺之謎

原 書 名	Alzheimer et odorat: quand les arômes restaurent la mémoire
作 者	尚-皮耶・威廉（Jean-Pierre Willem）
譯 者	莫菲

總 編 輯	王秀婷
責任編輯	郭羽漫
行銷業務	黃明雪
版 權	徐昉驊

發 行 人　涂玉雲
出　　版　積木文化
　　　　　104台北市民生東路二段141號5樓
　　　　　電話：(02) 2500-7696　　傳真：(02) 2500-1953
　　　　　官方部落格：http://cubepress.com.tw/
　　　　　讀者服務信箱：service_cube@hmg.com.tw
發　　行　英屬蓋曼群島商家庭傳媒股份有限公司城邦分公司
　　　　　台北市民生東路二段141號11樓
　　　　　讀者服務專線：(02)25007718-9　24小時傳真專線：(02)25001990-1
　　　　　服務時間：週一至週五上午09:30-12:00、下午13:30-17:00
　　　　　郵撥：19863813　　戶名：書虫股份有限公司
　　　　　網站：城邦讀書花園　網址：www.cite.com.tw
香港發行所　城邦（香港）出版集團有限公司
　　　　　香港灣仔駱克道193號東超商業中心1樓
　　　　　電話：852-25086231　　傳真：852-25789337
　　　　　電子信箱：hkcite@biznetvigator.com
馬新發行所　城邦（馬新）出版集團Cite (M) Sdn Bhd
　　　　　41, Jalan Radin Anum, Bandar Baru Sri Petaling,
　　　　　57000 Kuala Lumpur, Malaysia.
　　　　　電話：603-90578822　　傳真：603-90576622
　　　　　email: cite@cite.com.my

封面設計	郭家振
內頁排版	薛美惠
製版印刷	韋懋實業有限公司

城邦讀書花園
www.cite.com.tw

【印刷版】　　　　　　　　【電子版】
2022年7月12日　初版一刷　2022年7月
售價／NT$630元　　　　　ISBN 978-986-459-420-7（EPUB）
ISBN 978-986-459-418-4

國家圖書館出版品預行編目資料

找回阿茲海默的嗅覺記憶：以芳療精油、天然飲食，重啟患者的多重認知與情
緒力，法國自然派醫師從神經生物、心理學與腦科學面向，揭開阿茲海默
的嗅覺之謎 / 尚‧皮耶‧威廉(Jean-Pierre Willem)著；莫居凡譯. -- 初版. -- 臺北
市：積木文化出版：英屬蓋曼群島商家庭傳媒股份有限公司城邦分公司發行,
2022.07
　面；　公分
譯自：Alzheimer et odorat: quand les arômes restaurent la mémoire
ISBN 978-986-459-418-4（平裝）

1.芳香療法 2.香精油

418.995   110005429

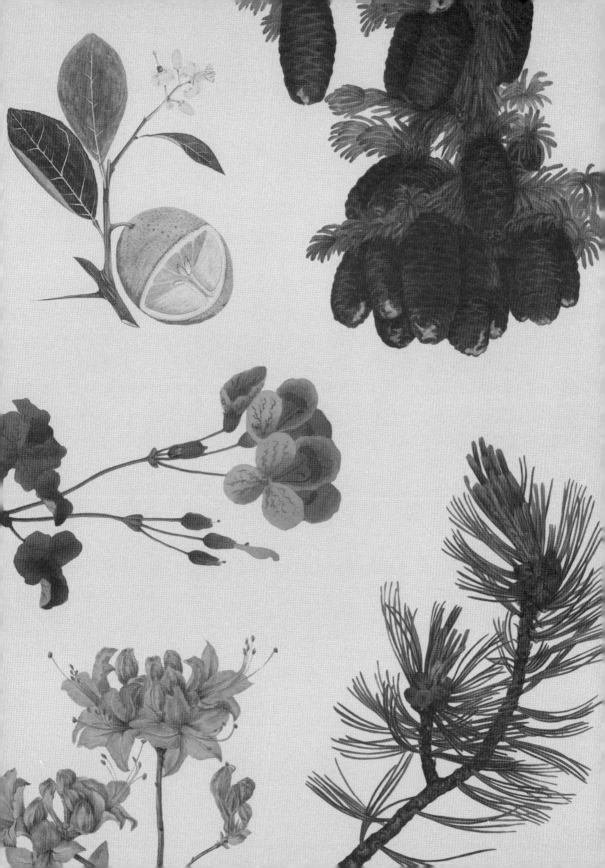

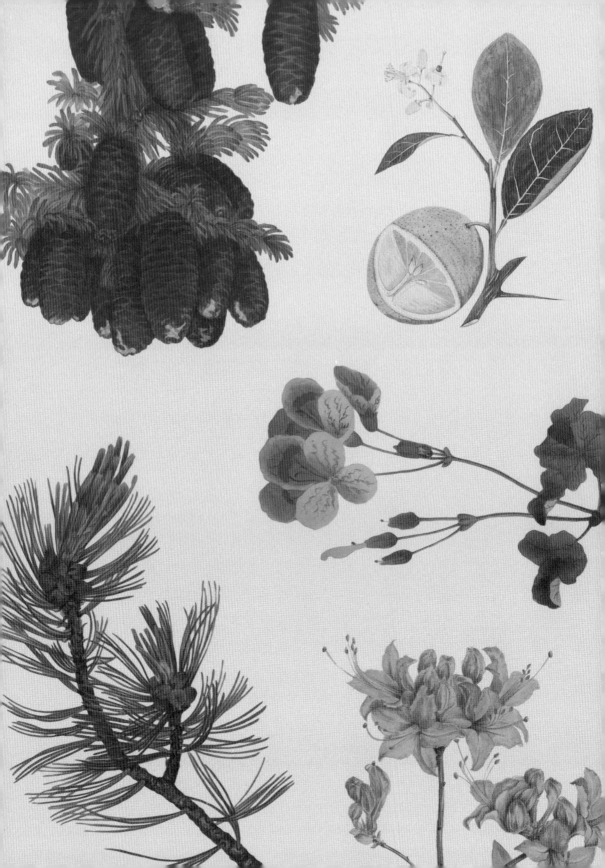

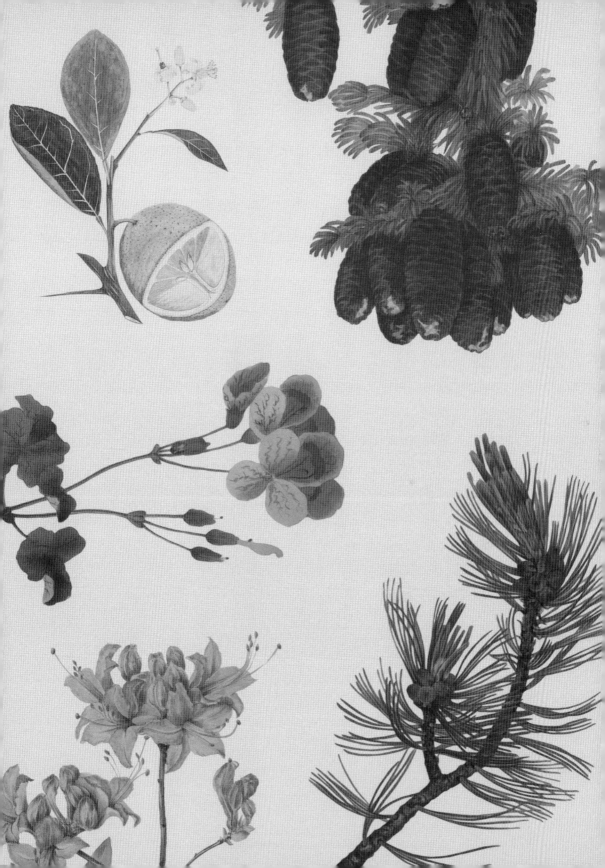

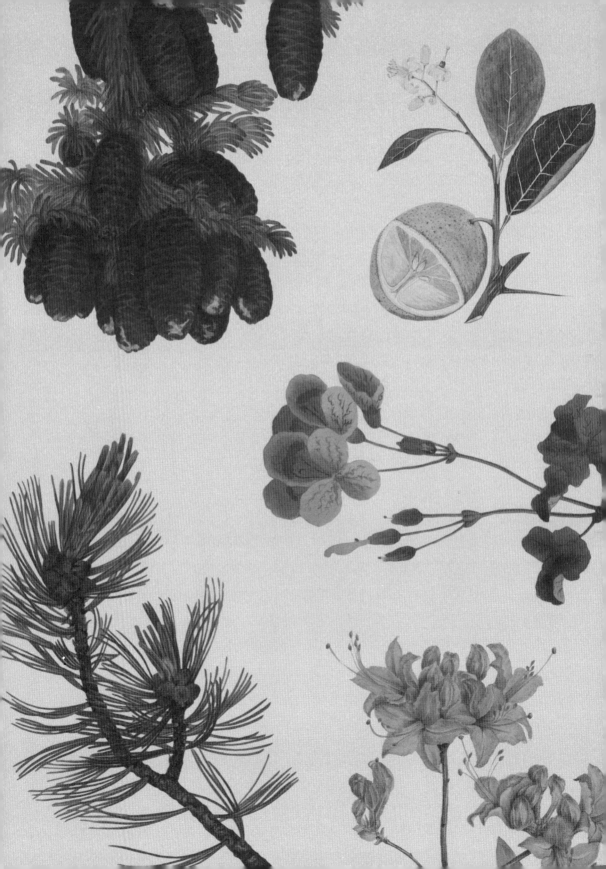